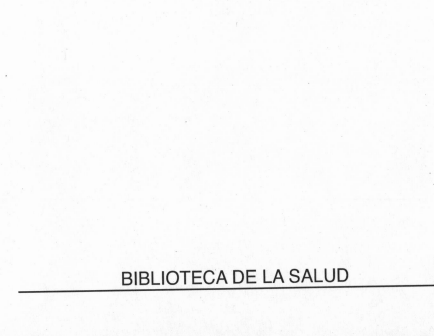

BIBLIOTECA DE LA SALUD

¿QUIÉN DIJO QUE NO SE PUEDE?

MARÍA ANTONIETA COLLINS

¿QUIÉN DIJO QUE NO SE PUEDE?

grijalbo

¿QUIÉN DIJO QUE NO SE PUEDE?

Fotografías de portada y cuarta de forros: Gio Alma

D.R. © 2002, por EDITORIAL GRIJALBO, S.A. de C.V.
    (Grijalbo Mondadori)
    Av. Homero núm. 544,
    Col. Chapultepec Morales, C.P. 11570
    Miguel Hidalgo, México, D.F.

www.grijalbo.com.mx

ISBN 970-05-1518-4

IMPRESO EN MÉXICO

Un libro no puede hacerse solo

Ni mucho menos con una sola cabeza y con sólo dos manos. Es asunto también de muchas ideas, de buenas intenciones y, sobre todo, de los verdaderos amigos que siempre e incondicionalmente ayudan sin importar cuándo se les pide y cuándo no.

Por eso, además de las menciones en los capítulos correspondientes agradezco a:

Raúl Mateu, Courtney Dubin, Azucena Jiménez, Gerardo Castillo, Tania Ordaz, Marta Victor, Mercedes Juan, Helga Silva, Chata Tubilla, Rafael Tejero, Denise Dopazo-Andrews, Elena Ordóñez, Pepe Barreto, Marta Flores, Miguel "Migue" Fernández, Iñaki Saralegui, Jenny Freire, Claudia Morales, Pamela Williams, Patsy Loris, Gabriela Tristán, Elizabeth Cotte, Sabrina Zambrano, Elizabeth Valdés, Ernesto Martínez y Claudia González.

Índice

Prólogo

Durante los 13 años que el *Show de Cristina* ha permanecido en el aire, hemos recibido todo tipo de críticas y, también, premios y halagos... porque la vida es así: agridulce y repleta de lecciones.

Pero voy a confesarles algo... muchas veces me sentí como una farsante. Muchos días, extenuada y deprimida por el exceso de trabajo, y por no tener apenas tiempo (¡ni ganas!) para disfrutar plenamente de mis hijos y mi familia, ni de quererme ni cuidarme a mí misma, con mi autoestima por el piso, me he preguntado si mi programa *en realidad* servía para algo, para ayudar a alguien *en serio*.

Pero como tengo un ángel muy grande que me cuida y pone en mi camino lo que necesito *justamente cuando llega mi momento de saltar a otro nivel de desarrollo personal*, llegaron María Antonieta Collins y su hija Adrianna a mi "Club de la salud"...

Con la boca abierta, vi cómo mi hermana, La Collins, quien durante todos los años que hemos trabajado juntas en Univisión hizo más de un millón y medio de dietas conmigo que *no* funcionaron, juró ante las cámaras no sólo perder peso y cambiar su apariencia, sino cambiar su vida completamente para *sentirse orgullosa de sí misma*. Durante muchos meses la vi irse "derritiendo" poco a poco, hasta llegar a convertirse en "Nuestra Señora La Diva de las Dietas", y con su primer libro, *Dietas y recetas de María Antonieta*, servirle de ejemplo a tantos (especialmente a mí).

Y un buen día, cuando presentaba en mi show su primer libro, le trajimos de sorpresa a Adrianna, su hija mayor, que toda la vida había padecido de obesidad. Y pasó algo increíble: solita, Adrianna hizo lo mismo que su madre había hecho un año antes, sin que ninguno de nosotros lo esperáramos, ni se lo pidiéramos: se comprometió con el público, ante las cámaras, a bajar su sobrepeso y también *cambiar su vida por completo*. Adrianna ha bajado 113 libras (más de 50 kilos) hasta el día de hoy y, gracias a ellas DOS, llegué a entender para qué sirve un show de televisión con corazón como el nuestro: *para que las personas se inspiren unas a otras y se motiven a mejorar.*

Bueno... ¿y en qué terminó la cosa? Resulta que ahora todo el mundo está flaco... ¡¡y la única que queda gorda soy yo!!

Por eso, quiero cerrar este prólogo al segundo libro de mi "inspiración para adelgazar", haciendo lo mismo que mis amigas: un compromiso con ellas y con todos ustedes:

¡Que este verano me ponga bikini!

¡Gracias por tus libros, recetas y sabios consejos, y sobre todo, por ser mi amiga, Collins!

Ahora tengo *dos* ángeles de la guarda...

CRISTINA SARALEGUI

Me asusta… pero me gusta

Nuevamente estoy sentada frente a mi computadora escribiendo otro libro. A mi lado, Dumbo, Leo, Silvestre, Botas y Lupillo, la tropa canina y felina que durante horas me brinda su compañía incondicional. Parecen decirme con la mirada: "En la que nos metimos, Collins".

Aquel domingo de abril de 2002 pudo haber transcurrido tranquilo en la redacción del *Noticiero Univisión Fin de Semana*, de no ser por el revuelo que causó en "mi familia de la TV" la noticia de que había comenzado a escribir mi segundo libro. En menos de un año, el primero, *Dietas y recetas de María Antonieta*, había obtenido una gran respuesta del público. Un año después, con cartas, correos electrónicos, llamadas y sabe Dios qué más, eran ellos los que querían saber cómo le había hecho para no dar marcha atrás y mantenerme en línea. Para no rajarme, como dicen en mi pueblo.

A Orlando Trujillo y Susana Mickel –los redactores–, a Sergio Urquidi –mi socio noticioso– y a Gaby Tristán, mi amiga y productora, les dio alegría de la buena. Y antes de que preguntaran, les contesté a ellos lo que quizá usted se esté preguntando en este momento: ¿acaso estaba yo narrando en este libro lo que no puse en el primero?

Mi respuesta es un rotundo ¡NO!

¿Quién dijo que no se puede? es simplemente la vida después de *Dietas y recetas*… ¿Por qué? Bueno, porque nadie, por mucho que quiera, puede vivir privándose de comer, nadie puede vivir eternamente a dieta. ¿En verdad ha sido todo un lecho de rosas? ¿En verdad no cometí ningún pecado? ¿Cuántas trampas hice y cómo salí de ellas? Aquí está lo que aprendí en

15

este crucial año a dieta, que ha sido como verso de canción grupera: "Me asusta... pero me gusta".

El siguiente paso consistió en escoger el título. Tal y como sucedió con el anterior, en este libro también fue asunto de "consenso democrático" entre los distinguidísimos miembros que hacemos el noticiero del fin de semana. Cuando discutíamos sobre varios nombres, una voz con fuerte acento mexicano se impuso: "Ahhh no, comadre, pos... ¿cómo?". Era Rosana Franco, copresentadora del programa *República Deportiva*. "Mire, comadre, si usté va a hacer un libro que narre los resultados de lo que ha hecho, ni le piense, que sólo hay un título... *¿Quién dijo que no se puede? ¿Qué más puede describir lo que has logrado?"*

Y así quedó.

Raúl Mateu, mi amigo-agente y consejero, quien estaba a la espera de saber cómo se llamaría el libro que le presentaría a varias casas editoriales, me preguntaba a larga distancia: "¿Cómo me dijiste que se llama?" (me imaginaba su cara sorprendida, en la seriedad de su oficina, allá en el corazón de Manhattan), aunque no le quedó más que reír, acostumbrado a lo urbano de mi personalidad, que sigue defendiendo a capa y espada.

Jorge Ramos fue el primero en leer la propuesta por dos razones: una, porque además del afecto de una amistad de tantos años, respeto su juicio mesurado y cauteloso para evitar el golpe del fracaso. La otra porque, compañero generoso, abrevia el contratiempo que en su momento él mismo sorteó. Cuando leyó la estructura de *¿Quién dijo que no se puede?*, le gustó. Y tal como sucediera un año atrás, me hizo una predicción que ahora callo para que se cumpla. Además, vuelvo a darle las gracias infinitas a Jorge porque me sigue enseñando el camino.

Con Cristina Saralegui y Marcos, su esposo, las cosas son también de sentimiento y agradecimiento. Del binomio Cristina-Marcos Marcos-Cristina he aprendido mucho. En este año Cristina ha logrado abrir muchísimos caminos. Por la inspiración que ambos significan para luchar sin importar que el viento sople a favor o en contra, es que siempre estuvo fuera de discusión a quién le pediría el prólogo.

Félix Cortés Camarillo, maestro en la cátedra de cómo vivir bien la vida, no tuvo muchas opciones. O revisaba y corregía también este libro, o corría el riesgo de que le dijeran: "Ah, qué tu alumna tan burra". Y volvió a meter cariño y esfuerzo a mi locura, como siempre cuando recurro a él desde hace 28 años.

Ray Rodríguez, Mario Rodríguez, Frank Pirozzi, Otto Padrón y Sylvia Rosabal, jefes de jefes en Univisión –mi casa desde hace diecisiete años–, como siempre, me abrieron las puertas para hacerlo.

Fabio Fajardo, mi marido, e Inés Marina, mi cuñada, simplemente estuvieron ahí, a diario: como la mano en la que me apoyo en todo momento.

Y así nació *¿Quién dijo que no se puede?*, un homenaje a la más gratificante de las experiencias: haber hecho la diferencia en otros, entre ellos, mi hija Adrianna, que representa a los que decidieron –como yo lo hice un día– que simplemente no querían seguir siendo obesos.

Es también un palmo de narices para quienes esperaban que yo cayera y se quedaron esperando. Y es algo más: *¿Quién dijo que no se puede?* es el agradecimiento eterno a toda esa gente que me apoyó con sus buenos deseos para que eso no sucediera.

MARÍA ANTONIETA COLLINS

1. Yo pecadora

Qué fácil hubiera sido empezar este libro diciendo mentiras. Contando el cuento del lecho de rosas donde todo fue felicidad. Donde me puse flaca y así me quedé. Facilísimo pero falsísimo.

La noche en que Don Francisco presentó su libro, mientras Jorge Ramos hacía la dedicatoria, fueron precisamente sus palabras las que me hicieron reflexionar. Jorge decía que en un libro pueden contarse muchas cosas, tantas como el papel aguante, pero que no se puede obviar lo importante. Y aquella noche me pregunté: "¿Estás segura, Collins, de que has contando todo lo que te pasó una vez publicado *Dietas y recetas...*?". "¡Por supuesto!", recuerdo haberme respondido, pero la fuerza de mi respuesta se fue desvaneciendo cuando recordé algo que quizá mi mente encubrió para escapar del testimonio: el alto en el camino. Decidí entonces que tendría que comenzar este libro con esa historia. Con mi confesión. Con este acto de contrición que es a la par uno de catarsis:

Sí, sí caí. Caí en la tentación de comer y comer...

¿Pero es que acaso escribir un libro de dietas es garantía de que voy a ser flaca toda la vida, nada más por el simple hecho de haberlo escrito?

Entonces, Collins, a contarlo todo.

Corría agosto de 2001, justo luego de haber cumplido un año en la mayor sobriedad gastronómica y, sobre todo, en el mayor control de la comida; y los halagos estaban a la orden del día: "¡Ay qué bonita te ves ahora!", "¡Ay, ya no pareces vaca!", "¡Ay, pasa la receta por favor!". En medio de toda aquella borrachera de cumplidos por mi figura y en medio de mi primer libro de dietas a la venta, recibí la asignación de volar inmediatamente a Lima para hacer un reportaje de investigación que bien pudo haberse llamado "La historia de los ex", porque el tema central giraba alrededor de la reunión que la ex primera dama Susana Higuchi, ex señora del ex presidente Alberto Fujimori tuvo secretamente en la cárcel donde se encuentra Vladimiro Montesinos, su hoy ex archiodiado enemigo a muerte. Montesinos no sólo había sido el poder tras el trono de Fujimori, sino el autor intelectual y material del divorcio de la pareja presidencial y del repudio que le hicieran a ella el propio presidente y sus hijos.

La historia del capítulo del perdón de doña Susana a Vladimiro luego de que éste confesara que Fujimori le pidió en por lo menos tres ocasiones que matara a la entonces primera dama, tomaba la fuerza de la mejor telenovela de la vida real, donde el mal finalmente pierde ante el bien. Marisa Venegas, en ese momento productora ejecutiva de *Aquí y Ahora,* el programa donde soy la corresponsal principal, enloqueció de felicidad periodística ante la sola posibilidad del reportaje. "Si Susana Higuchi nos garantiza que podemos entrevistarla a ella y a quienes la acompañaron a la cárcel a ver a Montesinos, salen hoy mismo para Lima, ésa es la buena noticia. La mala es que necesitamos la historia para el martes próximo, así que tienen cuatro días para hacerla", sentenció Venegas.

Aunque la asignación en sí sonaba de locura, pensamos que no lo era tanto porque había entrevistado a Susana Higuchi dos meses antes, cuando en las elecciones presidenciales ella ganara un escaño como diputada, y ambas nos habíamos caído requetebién, como diríamos en México, "cuatísimas", casi de piquete de costillas.

En esta ocasión la productora sería nuevamente Roxana Soto, peruana de nacimiento, quien me había acompañado en el viaje anterior. Con esto –pensé– las cosas serían menos difíciles porque las dos conocíamos ya a Susana Higuchi. Durante horas ambas hablamos por teléfono con Alberto Bautista, el abogado de ella, quien nos aseguró mil veces que no había problema. Doña Susana nos recibiría, sólo faltaba que nos dijera dónde y a qué hora. Sin tener tiempo más que para poner algo de ropa en la maleta, y sin prestar atención a que no había comido casi nada, cuando caí en cuenta, ya iba volando a Lima; a cuarenta mil pies de altura no son muchas las opciones alimenticias. Había que llegar rápido a Perú. Por lo pronto, en el avión cerré los ojos y comí cuanta cosa me dieron.

Ya en Lima sólo pensábamos en el lugar y la hora de la cita. ¿Nos importaría esperarla desde las cinco de la tarde hasta que terminara la sesión parlamentaria inaugural del Congreso, donde ella presidiría una comisión? "¡De ninguna manera!", habíamos contestado a Bautista. Ahí estaríamos.

Y ahí estuvimos puntuales a las cinco de la tarde.

Y pasaron las cinco de la tarde, y pasaron las ocho de la noche, y la espera por Susana Higuchi se nos hizo eterna, encerrados en aquel recinto hasta la madrugada. El hambre a cada rato me asaltaba con más fuerza; tanta, que acabó con mi voluntad de resistir. Salí entonces a comprar algo saludable, pero lo único que encontré para calmar mi ansiedad fueron sodas de naranja, dulces y otros pastelitos que me dieron energía para seguir despierta. Cuando finalmente terminó la jornada de los nuevos diputados y cuando, corriendo, salimos al encuentro de quien ya era una vieja conocida, ésta me dirigió un "¿qué tal, como está?" más grande que un oso polar. Ignorando el gélido saludo me lancé a su paso como si fueran las doce del día:

—Doña Susana, estamos listos para hacer la entrevista ahora mismo donde usted disponga.

—Verá, mi amiga, he cambiado de opinión... Vladimiro Montesinos es un capítulo cerrado en mi vida y he decidido no volver a hablar de eso... nunca más...

—¿Cómo dijo?... ¿Nunca más?

Higuchi me respondió:

—Tal y como lo escucha, mi amiga: nunca más.

—¡De ésta me corren, Mac, de ésta me corren! —decía Roxana Soto a mis espaldas, a punto de desmayarse. Yo no estaba mejor. Impactada por la respuesta, me tomó unos segundos recuperarme antes de volver a la carga.

—Doña Susana, usted no puede hacernos eso. ¿Usted sabía que veníamos desde Miami exclusivamente a verla?

—Sí, discúlpeme, y dígale a su jefe que también me disculpe, pero que cambié de opinión.

Como en sus tiempos de primera dama, volteó hacia el cortejo de adeptos que la acompañaban para dar instrucciones a su anonadado abogado que no sabía qué hacer.

–Alberto, informe a la televisora donde hablé del perdón a Vladimiro que solicito le den a estos amigos el material grabado de mi entrevista. Que se los den completo.

–¿Un material grabado por otra televisora, que además ya fue transmitido al aire?

–¡Sí! –me contestó–, es todo lo que puedo hacer por ustedes.

–A mí me matan –seguía repitiendo Roxana Soto a mis espaldas.

–No te preocupes que a mí también –le contesté mientras me convertía en una pantera rabiosa.

–No y no, doña Susana, las cosas no son así. Por usted hemos volado medio continente, por usted parecemos soldados rasos, todo un día paradas aquí en el Congreso haciendo guardia. Usted aceptó recibirnos... No nos puede decir que no, así nada más.

Después le pedí, le rogué por mi madre, por la de ella, por los golpes que le dio Fujimori, por sus hijos y hasta por las mías, que nos diera la entrevista... Algo tuvo que haber funcionado con mi corte celestial... En su mismo tono de primera dama, nos ordenó a todos:

–Está bien, volví a cambiar de opinión... Te doy la entrevista... Pero no hoy porque estoy muy cansada. Mañana por la tarde los espero en mi casa. Ah, pero eso sí, después de las cinco.

Desapareció entre el torbellino de gente que la acompañaba y que había presenciado la extraña escena. Roxana, Henry "Bebeto" Girón, el camarógrafo, y yo quedamos ahí, seminoqueados por el esfuerzo. Más bien parecíamos boxeadores luego de ganar por decisión la pelea. "Ahora sólo a esperar que den las cinco de la tarde sin que vuelva a cambiar de opinión. Por lo pronto, vamos al hotel a dormir", dijo la productora. No le respondí nada y subí al auto, porque yo misma estaba aterrada por la otra lucha que se estaba librando en mi interior. Cuando los nervios del enfrentamiento con doña Susana aflojaron, comencé a sentir un hambre atroz. Hambre reprimida por casi todo un día. La misma hambre incontrolable y descomunal que hace un par de años me llevó a un sobrepeso de casi 50 libras (unos 23 kilos). "Antes de dormir quiero comer, comer y comer", me repetía obsesivamente. Mientras pensaba en eso, ignoraba a quienes estaban a mi alrededor.

Tratando de sobreponerme, llegué a mi habitación e intenté hacer entrar en razón a mi estómago, al cual las dietas le importaban un comino. Tal y como sucede con los adictos al alcohol y la droga cuando tienen la tentación delante, en medio de la crisis, mi vista se fijó en el enemigo escondido dentro de mi habitación: el pequeño servibar que usualmente no existe en mi panorama mental.

No pensé nada. Lo abrí, me tomé de golpe una soda y una bolsa de papitas, y eso me calmó al grado de mandarme a la cama de inmediato, rendida. Dos horas después, la angustia por la entrevista con Higuchi me despertó. De nuevo mi primer pensamiento, como en los viejos tiempos de la gordura, fue uno: primero la alimentación y luego la preocupación. "Tengo que desayunar. Tengo que desayunar rico y bastante. Voy al restaurante a esperar que abran, no importa que sea la primera en entrar... no importa, voy para allá."

El inmenso buffet del restaurante, con una vista espectacular de los acantilados sobre el Océano Pacífico, me calmó instantáneamente. Mi euforia con la comida fue tal que no pude hallar ni un ápice de cordura que me hiciera ver en realidad lo que me estaba sucediendo. "¡Qué carajos me importa nada si esto es vida y no he comido durante casi un día!", me dije. Inconscientemente repetí eso varias veces para eliminar cualquier sentimiento de culpa. Peligrosamente, mis propios principios estaban siendo vencidos, pero nada me importaba en ese momento porque la comida me había devuelto la felicidad como si nada malo nos hubiera sucedido horas antes.

¿Fruta? ¿Cereal? ¿Huevos hervidos? ¡Qué va! ¿A quién se le ocurre ofrecerme eso cuando tengo los nervios a mil esperando la entrevista con la doña Higuchi? Los meseros que me vieron entrar desesperada apenas abrieron el sitio, seguramente me confundieron con un náufrago llegando a tierra firme. Dos veces llené mi plato con tamales, huevos revueltos, seis cuernitos con mantequilla, dos vasos de jugo de naranja y café con leche –eso sí, sin azúcar–. ¡Ay, la comida! Qué rica y efectiva para tranquilizar los nervios y domar el estrés. Antes de que nadie se diera cuenta de aquel atracón pagué la cuenta y regresé a dormir. Miré el reloj. Eran las seis y media de la mañana de un día que sería largo y angustioso. "Ahhh... pero yo con mi pancita bien contenta."

Alrededor de las diez de la mañana, puntualmente, me reuní con el equipo. Ellos, que recién habían despertado, comían los muy famosos y riquísimos "sandwiches triples", una especialidad popular limeña para algo rápido cuando hay hambre y no hay tiempo de más. Jamón, queso en rebanadas y abundante queso crema con mantequilla repartido en tres pisos de pan. Claro que me ofrecieron uno... ¡Y por supuesto que me comí tres con dos refrescos de naranja!

De ahí nos fuimos al puerto de El Callao, donde se encuentra preso Montesinos, para seguir trabajando. Mientras esperaba que Roxana y Bebeto hicieran las diligencias para la grabación, se me acercó un vendedor callejero de obleas. Para que el lector que no es de origen mexicano me entienda, oblea es una delgadísima galleta exactamente igual a las hostias de consagrar. Ellas me traen con nostalgia mi infancia en Veracruz cuando las monjitas del Colegio Pacelli, donde estudié, nos vendían los sobrantes de las hojas sagradas, de donde sacaban las verdaderas hostias para la comunión. Ésa era una de mis debilidades: aquella extraña golosina que se pega al paladar, ya que al estar hechas de harina y agua se convierten al instante en algo pegajoso dentro del estómago, y supongo que así de rápido se metabolizan, porque al fin y al cabo son sólo almidón. "Ahhhh..., pero qué rico saben."

Ignorando mis nostalgias, el pobre vendedor peruano creyó haber ganado la lotería cuando le compré todas las obleas que llevaba para la venta: treinta paquetes, cada uno con diez hostias, más cuatro sodas enlatadas que le quedaban.

Y comencé a saborearlas despacito. "¡Ay, qué ricas son!" "¡Ay, qué recuerdos de Veracruz me traen!" "¡Ay, qué miedo y qué nervios tengo!" "¡Ay, hasta que doña Susana nos reciba no voy a estar en paz!" "¡Ay, por qué a la doña le gustarán tanto las cinco de la tarde para sus citas!" Total, que cuando me di cuenta, me había comido los treinta paquetes acompañados de las cuatro sodas.

En eso llegaron Roxana y el Bebeto sin entender por qué la camioneta estaba rodeada por un verdadero ejército de vendedores callejeros de obleas y de sodas enlatadas. No sabían de mi compra anterior y de que seguramente entre ellos se corrió la voz: "Vayan para aquel carro que ahí está una loca comprando obleas y refrescos".

Roxana, que no sabía qué pasaba, me vio pagando veinte paquetes más de las golosinas y comenzando a comerlas. Ya en ese momento, mi cuerpo, descontrolado por la cantidad de harina y azúcar consumidos, más el desayuno y los sandwiches de tres pisos que me había metido, estaba respondiendo tal y como sucede en estas circunstancias: pidiendo más y más. Comencé a temblar, a desesperarme y sólo me calmaba comiendo más obleas sin parar. Roxana, que leía un periódico, me miraba de reojo, en silencio pero azorada, sin saber qué hacer. Yo, creyendo que no me veían, me atragantaba como desesperada dos y tres obleas al mismo tiempo, mientras las migajas me caían sobre la blusa, dejándome toda salpicada de aquella harina. Sabía bien la gravedad de lo que me pasaba. Sabía que ya era la imagen misma de la crisis.

Sabía que había caído.

Dios mío, mi peor pesadilla, la de comer sin control, sin saber ni cuándo ni cómo parar, me había atacado despierta y ahí, esperando en Lima a que Susana Higuchi no cambiara de opinión. Roxana, que había observado incrédula la escena donde los restos de aquellas galletas me habían ensuciado con harina la cara, no pudo más y rompió su silencio.

"Mac, Mac, *please*, no hagas eso. Nada vale la pena. Esto es sólo un trabajo. Piensa en todo lo que has pasado, piensa en tu libro, *please*, deja de comer."

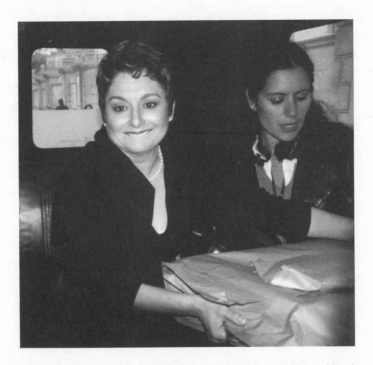

Lima, Perú, el mismísimo día de la comilona por culpa de doña Susana Higuchi.
Aquí, con Roxana Soto, la productora que me salvó del desastre.
Mi cara de vergüenza lo dice todo.

La escuché desesperada y sólo acerté a bajarme del vehículo, me sacudí los restos de obleas sobre mi ropa y caminé llorando de rabia conmigo misma. A lo lejos vi cómo mis compañeros tiraban a la basura la tentación y Bebeto corría del lugar a los vendedores que en ese momento eran casi una docena.

Seguí llorando en pleno Malecón de El Callao, estaba llena de preguntas. "¿Qué voy a hacer si ya no salgo de ésta? ¿Y si vuelvo a engordar mientras sigo hablando de mi libro de dietas? ¿No que yo era tan fuerte?" Imaginaba a todos los que me han criticado esperando el momento de verme gorda y derrotada otra vez. Imaginaba igual la decepción de quienes han puesto sus esperanzas en que como yo pude, ellas y ellos también podrían... ¿Y ahora, qué iba a pasar?

Bebeto vino a buscarme y no le quedó más que escuchar mi descarga emocional:

–¿No te das cuenta, Bebeto, de que lo que pasó anoche con la doña me ha roto todos los esquemas? ¡Si doña Susana nos vuelve a negar la entrevista no tendremos historia! ¿No te das cuenta de que en Miami cuentan con esto para el programa?

–De lo único que me doy cuenta es de que comiendo obleas y tomando refrescos te estás lastimando, Mac, con eso no vas a lograr nada; por el contrario, mira cómo estás, vámonos de aquí.

Y nos fuimos. Mientras salíamos del lugar, la bola de vendedores hacía valla despidiendo con tristeza a la fugaz benefactora que ese día le dio tremendo impulso a la industria de la oblea peruana. Yo comencé a sentir náuseas, temblores y ganas de seguir comiendo, pero ya no había qué. Me habían tirado la tentación a la basura.

Nadie hablaba en el camino de regreso a Lima. Yo, como una adicta, comencé a avergonzarme de mi descontrol, aunque al mismo tiempo me sentía tan mal físicamente que no pude hacer nada más que seguir mi propio consejo: tratar de comenzar la desintoxicación. Agua y té sin azúcar, durante varias horas. Volví a ver el reloj y era la una de la tarde. En menos de ocho horas mi pecado con la comida me había puesto ya en el infierno. Y todavía faltaban cuatro horas para la cita.

Sabiamente, Roxana decidió que esperáramos el momento cerca de la casa la de los Higuchi y que fuéramos a un lugar de comida china-peruana donde podría comer vegetales y tomar té. Hasta ahora, Roxana no sabe que en ese momento su mano amiga fue la que me salvó del punto del no retorno. Aunque todavía estaba fuertemente intoxicada por los almidones y azúcares, la comida china me ayudó a sentirme mejor. En el ínter, saqué mi libro de metafísica de Connie Méndez y comencé a recitar las oraciones que ayudan a borrar los pensamientos negativos.

En punto de las cinco de la tarde llegamos a la cita, que transcurrió sin ningún problema. Como si nunca hubiera pasado nada, Susana Higuchi, extraordinariamente cariñosa, nos recibió más tiempo del que originalmente nos había concedido, y la historia tuvo un final feliz.

Por la noche, al llegar a mi habitación, vi el servibar como me imagino que vería al diablo si lo tuviera en frente. De haber sido mi casa, lo hubiera sacado al patio. Pero, como era parte del costoso mobiliario del

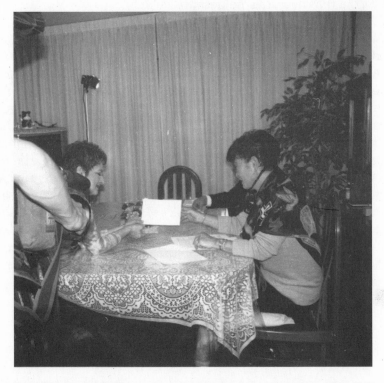

Durante la famosa entrevista con Susana Higuchi. Nada haría pensar que esta reunión pudo haber provocado el final de mi sueño de adelgazar.

hotel, hice algo distinto, me paré delante y le dije: "si crees que me vas a vencer... te veo muy mal, mi hermano". Durante un par de horas más sentí por momentos la debilidad de ordenar al servicio de cuartos o de salirme a la calle a buscar un sitio donde comer, pero me resistí.

A la mañana siguiente, en el mismo restaurante del día anterior, el mesero que me había atendido, sin que se lo pidiera, fue y me puso al frente un plato lleno de cuernitos con mantequilla y mermelada, y otro... con tamales limeños. Seguramente pensó que estaba loca o que tenía una hermana gemela que comía de todo, y que no era yo, porque a pesar de las ganas y la tentación ni siquiera los probé. Yo sabía que, en ese punto, un solo bocado, una sola probadita, me enviarían directo al infierno del día anterior. Me dije: "no, no vale la pena". Me paré de la mesa y me largué, alejándome de la tentación que todavía me tuvo al borde del desastre un día más mientras me desintoxicaba.

¡Ufff! Qué fuerte, ¿no? ¿Le suena familiar?

Al igual que sucede con otras adicciones, con la comida cualquier situación de tensión emocional o de angustia se convierte en el mejor pretexto para fallar: ésa es la moraleja del episodio peruano. Pero un alto en el camino no es el fin del mismo. Estos ataques de ansiedad no son exclusivos de alguien en particular, los tiene cualquiera, gordos y flacos. Lo importante es saber identificar la causa, tener a mano alguien que lo ayude, sacar fuerza de flaqueza para detenerse, botar a la basura la tentación, tomar mucha agua para desintoxicar el organismo, ya que en la medida en que las toxinas se eliminan, uno recupera fuerzas... y lo más importante: hacer un balance de lo que significa vivir el terror de las dietas y la gordura, cuando se parte de cero. Entonces es cuando hay que decirse como yo lo hago: "Nada vale la pena. Esto fue sólo un resbalón. Un resbalón, pero nada más. Yo puedo todo. Yo puedo. ¡Claro que puedo! ¿Por qué carajos no voy a poder?".

2. Adrianna y Cristina

Los aplausos con que la audiencia del *Show de Cristina* me recibió aquella noche de finales de agosto de 2001 me parecieron diferentes a los de las otras ocasiones en que había estado allí como invitada. En realidad, ese día todo era diferente. Al fin y al cabo, me repetía, "una no presenta un libro todos los días por televisión". Además, no siempre un hijo tiene una madrina y un bautizo de tal magnitud. De pronto me vi sentada frente a quien, les guste o no, ya es, para la historia de la televisión en español en Estados Unidos, no sólo la reina sino, además, la reina madre de los *talk shows*: Cristina Saralegui.

Yoly Arocha, la productora de ese programa, me había aconsejado tener listo un par de párrafos de mis capítulos favoritos para leerlos en caso de que hubiera tiempo, y yo por supuesto sabía cuáles eran los apropiados. Ante la emoción de casi toda mi familia y de Moisés Martínez, mi editor, Cristina hizo el lanzamiento oficial. Cuando digo que estaba casi toda mi familia me refiero a la que podía hacerlo, porque faltaba una: Adrianna, mi hija mayor. Pero Adri, como la llamo entre otros mil modos cariñosos, me había llamado esa mañana desde Canton, Ohio, donde vive, para desearme la mejor de las suertes. En el fondo la disculpaba. Quizá si hubiera escrito un libro sobre los marcianos atacando la Tierra ella hubiera estado ahí. Pero su ausencia –me repetí– se debía al tema de *Dietas y recetas*... que no requiere explicación alguna y que sin lugar a dudas la hacía sentirse incómoda. Por todo esto, la disculpé y no dije nada.

Cuando Cristina me pidió leer un párrafo de alguno de mis capítulos favoritos, antes de hacerlo le expliqué por qué había escogido precisamente ese párrafo: hacer *Dietas y recetas...* me resultó divertido, de hecho me reí mucho haciéndolo; sólo lloré con dos capítulos: uno era el final del libro, que sin pensarlo me tocó escribirlo en México, el país donde nací, al que amo y traigo siempre conmigo y en donde estaba en asignación especial en aquel momento; el otro era más especial aún, era el que le dediqué a Adrianna. Nunca dije una sola palabra de su problema por respeto a su privacidad, pero esto nunca me quitó de la cabeza el sufrimiento que viven miles de madres hispanas como yo, por el dolor de tener un hijo, en mi caso una hija, víctima de la obesidad.

Mientras leía ese capítulo frente al auditorio y las cámaras, las lágrimas amenazaron con cerrarme la garganta y en un par de ocasiones tuve que tomar aire para no soltarme llorando como lo hacía la famosa Chilindrina de *El Chavo del 8*: a todo pulmón. De reojo vi los rostros emocionados de Fabio, mi marido; Raquel, mi hermana; Julio y Yuyita, mis cuñados; y Adys, mi suegra. Y de pronto comencé a sentir el aplauso bajito y creciente. Mientras trataba de seguir leyendo, mi vista se topó con la cara llorosa de Migdalia Figueroa, hoy productora ejecutiva de *La edición especial de Cristina* y que hace años fue mi primera productora del *Noticiero Univisión Fin de Semana*. "Que Migdalia esté emocionada –pensé– es porque al fin y al cabo ella vivió conmigo varios años de lucha y dolor por Adrianna."

Mi disertación interna duró escasos segundos porque finalmente tuve que detenerme ante lo que era ya una ovación, sobre la cual se oía la voz de Cristina dándome la mayor sorpresa que haya recibido en muchos años.

–Tu hija Adrianna ha estado escuchándote tras bambalinas. Adrianna, sal a ver a tu madre.

Ahora sé lo que sienten aquellos que "se sacan el carro" en *Sábado Gigante*. Ahora lo sé. Adrianna corrió a abrazarme mientras el auditorio lloraba a lágrima suelta con nosotras. Pero eso no era todo. Cristina hizo pública la promesa que le había hecho Adri antes del programa:

–Dile a tu mamá lo que me has dicho a mí.

Adrianna, que a pesar de estar más gorda que nunca y que, dicho sea de paso, tenía a Sofía Vergara sentada a su lado en el *set*, sin ningún reparo, lucía como pez en el agua y comenzó a hablar.

–Cuando mejor he estado es cuando mi mamá se ocupaba de todo lo mío y que por rebelde abandoné. Pero tal y como mi madre dice, hasta aquí llegué de gorda. Por eso esta noche quiero prometerles a ti y a ella, que por lo menos voy a perder 100 libras (45 kilos) de peso.

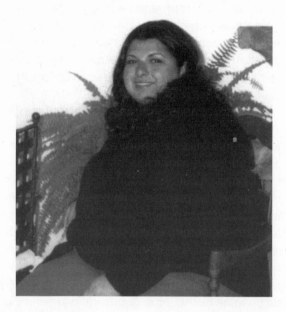

Adrianna fingiendo que no pasa nada pero con problemas de hipertensión arterial y con todos los kilos del mundo. Éste es el momento cuando prometió el cambio.

El público se vino abajo en aplausos. Carmita, una camarógrafa, me contaría después que todos en el *staff* estaban emocionados como nunca.

A partir de ahí vendría para Adri la gran prueba de fuego. Esa noche, luego de despedir a los invitados y de dejarla a ella misma en el hotel en que la habían hospedado para que la sorpresa fuera de verdad, en el camino de regreso a casa, yo me solté llorando.

En 27 años había presenciado la obesidad de mi hija, pero ésta nunca había llegado al extremo que enfrentaba en aquellos momentos: 275 libras (casi 125 kilos).

"¿Cómo va a hacerle, Fabio, por Dios, dime cómo?" Fabio, mi esposo, solamente acertó a mirarme y apretar los labios en silencio, fruncir el ceño y alzar los hombros en señal de incertidumbre.

De mis dos hijas, Adrianna es la más parecida a mí. Si fuera torera, sería la espontánea que se lanza al ruedo buscando hacerle faena al toro, porque siendo terca y con gran fuerza de voluntad, es capaz de practicar día y noche sin descanso para cuando se presente la oportunidad. Pero ésta era la gran corrida de su vida, con un toro que iba a embestirla de frente brutalmente si no estaba dispuesta a plantarse firme, con valor.

A la mañana siguiente, la llamada de Adri me despertó temprano. Su voz era la misma con la que siempre me llama, de cariño, "jefa" o cualquiera de sus derivados.

—Jefatura, ¿a qué horas pasas por mí para ir a tu médico? Hasta ayer llegué de gorda. Y es en serio… ¿Acaso no estás creyendo en mi promesa?

Ni siquiera dejó que le respondiera, porque siguió con su sermón de convencimiento en el más "puro estilo Collins".

"Aquel día, cuando me leíste el capítulo que me escribiste para *Dietas y Recetas…* y donde me pedías permiso para publicarlo, recuerdo haberte dicho que lo hicieras, que era muy bonito, que habías escrito las grandes verdades de nuestro sufrimiento. Pero que lo más importante al hacerlo, al mostrarme y al mostrar tu lucha en público, era que así ibas a poder ayudar a miles de Adriannas y, por qué no, de Adriannos, que viven escondidos en las montañas de grasa, sufriendo y tratando de aparentar sabe Dios qué tanto, al igual que yo lo he hecho. Hoy sé que valió la pena y que la gente ha entendido nuestra intención."

Sí, todo eso era muy bonito en el papel, pero la realidad era diferente. Sin embargo, en menos de lo que nos imaginamos, ambas estábamos frente al Dr. Richard Lipman, con todas las intenciones para seguir a larga distancia. Y así comenzó lo que, ruego a Dios, sea su gran cambio de por vida. Mientras el avión que la llevaba de regreso a Ohio despegaba, yo no podía apartar de mi mente la sobrecarga emocional que se había echado a cuestas, ni aquellos bloques de grasa que envolvían su estómago, pulmones, corazón y cuerpo, deformándolos sin piedad.

Llevaba consigo medicina para tres meses y, sin embargo, me asaltaban las mismas dudas. ¿Cómo se iba a controlar? ¿Cuántas excusas inventaría? ¿En realidad tenía el propósito? A lo largo de veintitantos años luchando con el problema aprendí que nadie hace nada si no está listo para enfrentarlo. En esta ocasión, las 275 libras (125 kilos) que mi hija llevaba encima estaban más allá de cualquier vanidad, eran un peligro mortal para su corazón de sólo 27 años de edad. Pero esta vez, a diferencia de las anteriores, no me topé con sus excusas que se habían convertido en muralla.

"Nooo, jefa, no te preocupes de más que esta vez será para siempre. Ya verás que se acabaron las frasecitas aquellas de que cómo estoy taaaaan gorda, con una cara taaaaan bonita."

Apreté los labios para no comenzar con la retahíla de consejos no solicitados. Me había despedido de ella con un fuerte abrazo, tan fuerte como mi gran esperanza.

No quise decirle que yo también rezaba por su cambio y porque, además, la gente impertinente me dejara en paz con la fregada cantaleta, siempre con lo mismo:

"Ay, tú siempre a dieta, ¿por qué no puedes ayudar a tu hija a que adelgace como tuuuuuuú?"

En muchas ocasiones me quedé con las ganas de contestarles como se merecían:

"¿Y a ti qué te importa, metiche...?"

Callé porque, en el fondo, por muy impertinentes que fueran, sabía que tenían razón. En lo más profundo de mi corazón de madre algo me decía que ahora sí ella iba a hacerla. Salí del aeropuerto y me quedé viendo los aviones despegar mientras rogaba porque mis pensamientos se convirtieran en plegaria: "Que Dios te siga dando fuerza, Adri, para resistir día a día. Y que así sea".

3. Razones de peso

Permítanme presentarme. Soy Adrianna Collins.

Que la mamá de uno escriba un libro de dietas donde soy uno de los personajes, me ha dado la oportunidad de contar "la otra parte" de la historia, más bien de nuestra historia. Cuando "mi jefa" –como la llamo cariñosamente– me pidió permiso para escribir sobre mi caso en *Dietas y recetas*... por supuesto que no dudé ni siquiera un instante en hacerlo, a pesar de que siempre había pensado que mi vida privada no le importaba a nadie más que a mí.

Para convencerme de lo contrario, mi madre me dio el mejor de los argumentos: nadie ayuda a los gordos, la mayoría quiere sacar ventaja de nuestro problema. Ante eso, mi respuesta fue sencilla: "si lo que yo he vivido ayuda a los miles de Adriannos y Adriannas que andan escondidos por el complejo que produce la gordura, hazlo, porque con uno solo a quien le sirva de algo todo esto, habrá valido la pena".

Por eso me decidí a hablar. Y gracias a Dios no me equivoqué, aunque no imaginé lo que significa todo lo que acompaña semejante decisión. En realidad, cuando me di cuenta, ya había ido a Miami y regresado a Canton, Ohio, donde vivo. Dos días antes del cinco de septiembre de 2001 me habían llevado a escondidas para presentarme en el *Show de Cristina* como una gran sorpresa para mi mamá, que ese día, con Cristina Saralegui como madrina, presentaba su primer libro.

En mi subconsciente yo estaba pidiendo que algo me salvara, algo que me forzara a cambiar, así que cuando me llamó Yoli Arocha, la productora de aquel programa, y me explicó lo que estaban planeando, acepté, aunque por dentro tenía muchos miedos.

Quizá mi mayor miedo radicaba en mostrar en público el terrible estado de gordura en el que me encontraba. "¡Ay, Adrianna, ya ni la haces, cómo te vas a aparecer así por la televisión en el programa más visto, precisamente el día que tu madre presenta un libro, y precisamente sobre dietas!" Yo no la quería avergonzar, ni que la gente mala que siempre hemos encontrado a lo largo del camino la criticara porque yo estaba peor que nunca. Me atormentaba en silencio pensando: "¿Y si le echo a perder todo?". Yo no estaba preparada para enfrentar las críticas que cientos de veces he ignorado cuando a mis espaldas me señalan o se burlan, o en el mejor de los casos, cuando repiten –y no precisamente en secreto–: "¡Mírala, qué gordototota, y la madre promoviendo dietas, qué horror!".

Pero poco a poco me fui calmando cuando vi que el público de aquella noche era todo lo contrario de lo que había imaginado y las cosas iban saliendo como Yoli Arocha me había dicho: "Tú verás que cuando salga tu mamá y presenten el libro todo va a estar de lo mejor".

Ya después lo demás fue fácil y muy divertido. Resulta que el mismo día Cristina entrevistó a Sofía Vergara, que se quedó sentada con nosotras ahí en el *set*. Yo recuerdo que en ningún momento me sentí preocupada por compartir asiento con semejante sirena, por el contrario, ¿qué era lo peor que podía pasar, que regresando de comerciales la gente pensara que estaban viendo *La gorda y la flaca*? Eso no me quitó el sueño, por el contrario, ni siquiera me afligí porque siempre he sido una gorda bien segura de mí, y como le contesté a mis amigas cuando me preguntaron si no me había acomplejado junto a Sofía: "Por mí, no hay fijón".

Total que, como dice mi mamá, lo que hice fue tomar el toro por los cuernos y prometerle a Cristina Saralegui frente a cien millones de telespectadores que me pondría a dieta... la dieta definitiva de mi vida. Uffff. Pero ahí estaba y supe lo que eso significaba.

Cuando al terminar la grabación del programa, mi mamá y Fabio me dejaron en el hotel donde me hospedaba, sus caras de incredulidad no me decían otra cosa que no fuera que simplemente no me creían ni una centésima parte de lo que había ido a prometer. Al día siguiente, previa consulta con el doctor Richard Lipman, mamá me despidió en el aeropuerto de Miami. Mi maleta iba llena de medicinas para mi dieta y ahora venía lo bueno: cumplir.

Mientras el avión me llevaba de regreso a casa, pensé en Brent, quien es el ángel que me ha acompañado los últimos tres años, y quien la ha hecho de mi Pepe Grillo personal, es decir, la parte racional de mi conciencia, apoyándome para no flaquear ni con la comida ni con el ejercicio. No sé cómo aguantó la etapa difícil de mi obesidad, más bien creo que con eso ya lo tengo curado de espantos. ¿Y cómo no estarlo con toda la clase de dietas que me he inventado y que ha presenciado? Brent ha visto esa sucesión de fracasos con promesas más falsas que un billete de tres dólares. El pobre creía haberlo oído todo cuando le conté la promesa que me reventé en el programa. No me dijo nada y decidió darme una sorpresa, armándose de mañas para cuando yo comenzara con las excusas.

En el viaje también reflexioné sobre las últimas horas de mi vida (siempre en un remolino cuando mi santa madre está metida en medio). No podía dejar de pensar en su tristeza cuando leyó en el programa de Cristina el capítulo que me dedicó. Aunque sé que con los años ha aprendido a aceptarme y a defenderme, también sé lo mucho que le duele verme descontroladamente obesa, sobre todo por mi salud. Por eso, cuando nos despedimos en el aeropuerto, le quise decir que esta vez todo sería diferente, pero decidí callar porque era algo que tendría que probar con los días. Esta vez yo sabía que nada ni nadie iba a detenerme. Ahora, a diferencia de las decenas de veces anteriores, no estaba tratando de convencer a nadie, ni siquiera a mí misma. Estaba haciéndolo por mí y para mí... y nada más.

Haber ido al *Show de Cristina* hizo la gran diferencia. Estoy segura de que si no hubiera ido NUNCA, así con mayúsculas, NUNCA hubiera tenido la fuerza ni la iniciativa para empezar a ser otra persona para siempre. ¿Para qué hablaba y prometía que ahora sí adelgazaría? Nadie tenía fe en mí, nadie me creía, además, mi promesa no fue algo preparado sino espontáneo. Después de todo, a mí me habían invitado a estar con mi madre en su gran día, ¡no a prometerle nada! Pero Cristina Saralegui fue el empujón que necesité. Fue como si una luz se hubiera prendido y ya.

Es algo bien raro para lo que no tengo explicación. Más bien estoy segura de que obedece a una palabra: la mano de Dios, quien trabaja de formas invisibles.

Tiene que ser así, porque ni siquiera la insistencia de mi mamá ni "lo otro" que me estaba pasando habían logrado que tomara esa decisión. "Lo otro" era que para no preocupar a "mi jefa" –que ya lo estaba bastante porque siempre engordaba y engordaba– callé algo peligroso que estaba sucediendo con mi salud: el sobrepeso tenía mi presión arterial en más de doscientos. El médico había sido claro conmigo: "O adelgazas, o hay que comenzar con la medicina para la presión arterial, de lo contrario, te puede dar un derrame cerebral en cualquier momento".

Justo antes de la llamada de Yoli Arocha, recuerdo haberle pedido al médico un mes más para tratar de perder peso, antes de tomar los medicamentos. Así que ya no sólo era el dolor de los pies que no me aguantaban, ni las 275 libras (125 kilos) ni la ropa de talla 24 lo que estaba acabando conmigo; era la presión arterial alta que mata si no se vigila, y esto sólo lo sabíamos Brent y yo. ¿Para qué preocupar más a mi mamá?

De la autocompasión al regaño. De ser víctima y de preguntarme: "¿cómo alguien puede estar en esta situación de vida o muerte sólo por comer sin parar?", pasé a regañarme y a tomar conciencia. ¡Momento! ¡Qué víctima ni que nada! Soy yo la que me estoy dañando. A mí nadie me ha obligado a comer... ¿o sí? En pocos casos como éste, una persona es dueña de morir o vivir si se le pega la gana y ahí me di cuenta de que mi vida estaba única y exclusivamente en mis manos. Decidí que no iba a hacer nada para echarla a perder porque, entre otras cosas, ¿quién era yo para hacer sufrir a quienes me quieren por la sola necedad de comer y comer y seguir gorda? Entre tanta reflexión, el viaje de regreso se me hizo corto y, por momentos, al recordar los detalles, reí a carcajadas. Por ejemplo, cuando me acordé de la cara del pobre doctor Lipman al describirle mi patrón diario de comidas:

Desayuno: un panqué de mantequilla o *cupcake* con una soda de cola.

A media mañana: una bolsa de papas fritas con dip de crema y cebolla y una hamburguesa.

Almuerzo: cualquier "combo", es decir, cualquier plato combinado –paquete completo de los restaurantes de comida rápida– que tuviera una hamburguesa de un cuarto de libra con sus papas fritas; y si me cansaba de comer eso, sustituía únicamente la hamburguesa con un sandwich de pescado frito y, por supuesto, el refrescote de cola.

A media tarde: otro sandwichito pero más ligero, hecho de jamón con queso y otro *cupcake* o panquecito de mantequilla. A esta hora, algunas veces, reemplazaba el *cupcake* ¡por tres! Simplemente me basaba en esa teoría genial de los que "nos pasamos de la raya", que dice: una no es

ninguna, dos son la mitad de una, tres es una, y como una no es ninguna…
¡Al ataque mis valientes!

No se aterre que no ha leído todo. Sigo con mi comida.

A las cinco y media, usualmente, como un buen plato de espagueti con su pan de ajo y mucho queso, rociado con unas cuantas latas de refresco y chocolates Kit-kat porque, para que el carbohidrato amarre, no se puede comer sin postre.

Mi cena llegaba entre las diez y la medianoche: normalmente me hacía unos taquitos, unos nachos o tortillas con aguacate. Y de ahí a la camita, como decía Topo Gigio. ¡Lo que tenía era un estómago de ballena!

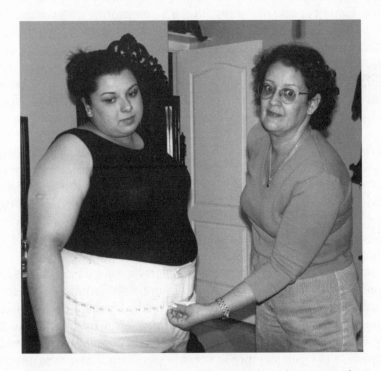

Yuyita, mi cuñada, midiendo a Adrianna. Su cara lo dice todo: está aterrada.
Esto fue en septiembre de 2001.

El pobre doctor Lipman casi se muere con mis respuestas.

¿Verduras? Sí, cómo no. Ensalada de zanahoria rallada con piña, pasitas y mayonesa. Su cara de desconcierto me hizo temer que estaba al punto de un ataque de nervios o, por lo menos, de expulsarme del consultorio. Pero eso no sucedió, por el contrario, el doctor me proporcionó las armas para entrar en razón y también las medicinas para lograrlo.

Aunque me lo hubieran dicho mil veces, hasta ese día entendí que semejante alimentación estaba provocando la destrucción paulatina de mi cuerpo, que reaccionaba de una manera que me preocupaba cada vez más. Por las noches me despertaba tosiendo, ahogándome sin poder respirar. Entonces le echaba la culpa a la almohada. Brent decía que nuestra casa era el palacio de las almohadas porque había de todos los tipos y tamaños. Cada vez que me ahogaba iba a comprarme otra porque necesitaba tener la cabeza en alto para que eso no ocurriera.

Ahora pienso en las excusas. Almohadas para no ahogarme en lugar de dejar de comer.

Cuando finalmente llegué a casa y puse a Brent al tanto de lo que sería mi nueva vida, es decir, *nuestra* nueva vida, él me apoyó incondicionalmente, aunque eso significara que ambos tendríamos que sacrificarnos y renunciar a algo que nos iba a costar mucho trabajo: despedir a Adrianna, la gran anfitriona. Hasta ese momento, cada vez que llegaban amistades a casa, usualmente preguntaban si la cantidad de comida era porque teníamos visitas o alguna fiesta. Brent siempre respondía con orgullo: "no, así comemos normalmente, Adrianna así cocina a diario". Por lo que dejar de comer en abundancia y de cocinar así fueron sólo dos episodios de la larga lista de sacrificios que enfrenté, quizá por la forma en que me criaron desde niña.

Recuerdo que a mi mamá, así estuviera en una de sus dietas locas o trabajando en la Conchinchina, nada le impedía llamar por teléfono de larga distancia y ver qué íbamos a comer o ella llegaba a cocinarnos, y no cualquier cosa, sino varios platillos. Durante toda mi infancia recuerdo nuestra casa en donde lo primero que ella hacía era planear la comida. Su preocupación era que siempre la comida estuviera lista y después todo lo demás. Por eso yo me acostumbré a preparar y servir comidas grandes, tal como lo vi.

Pero tuve que aceptar que eso era el pasado y que la vida tendría que cambiar para que yo también cambiara. Brent entendió esto y se acostum-

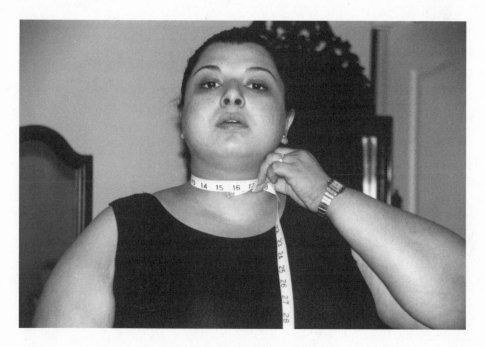

Adrianna literalmente "hasta el cuello".

bró a escuchar: "¿Invitados? Sí, pero diles que siempre y cuando acepten comida de dieta". Por todas estas razones, esa noche, al irme a dormir, por primera vez en veintisiete años le di a mi madre el crédito que ni ella misma se concede y que yo he podido valorar en estos tiempos: esa gran cruzada sin cuartel que tiene contra el sobrepeso va mas allá de su vanidad y llega a otro sitio más profundo de su cerebro que quizá ni ella misma ha analizado. Esa gran cruzada es en realidad su lucha contra *mi* gordura. Así que en su honor, en el anonimato de mi recámara en Ohio, me despedí de todas esas Adriannas que habían vivido en mí, saboteándome. Pero, también, aquel 4 de septiembre de 2001, le di la bienvenida al inicio de la nueva Adrianna que hoy soy.

4. ¡Rompiendo la barrera de las 200!

Cuando amaneció aquel 9 de septiembre de 2001 en Canton, Ohio, nadie sabía que había una gorda menos en este mundo. Aunque me desperté muy convencida, muy decidida y con muchas promesas, me aterraba enfrentarme al monstruo. Temblaba, literalmente, contando hora por hora, viviendo lo que ha sido uno de los días más largos de mis 28 años.

Conforme fue transcurriendo aquel primer día me sentía como un alcohólico en desintoxicación. Adiós para siempre adiós a mis ocho Coca-Colas, adiós a mis *cupcakes*. En lugar de eso, de pronto me encontré diciéndome como si fuera un bebé: "Anda Adriannita, cómete esta frutita y este cerealito que te vas a poner muy bonita".

Sí, cómo no.

Yo no era tonta y sabía que parte de la decisión de adelgazar que los gordos nunca tomamos en cuenta no es el temor sino el *terror* a vivir esos primeros días con un nuevo régimen. Lloré, en la soledad de mi cocina, mientras veía aquel miserable plato de leche con cereal que me sabía a hojas de papel, sabiendo además que tendría que comenzar a caminar como ejercicio. Veía el reloj y me repetía: "Híjole, y no ha pasado ni la mitad de este día". Seguramente el monstruo despertó con apetito y comenzó a sabotearme para que pensara en lo delicioso de la siguiente comida.

Brent me observaba a distancia. La sorpresa que me tenía reservada cuando le dije que había hecho la promesa de adelgazar era una caminadora eléctrica o *treadmill*. Tal y como me confesó, me la compró para terminar de golpe y porrazo con aquello de que "hace mucho frío" o "hay nieve por todos lados; no se puede salir ni a la esquina". No me quedó de otra que subir a estrenar el armatoste deportivo con las 275 libras (125 kilos) de mi humanidad. Un horror. Para nosotros los gordos el ejercicio simplemente no existe; por lo tanto, era una palabra que no estaba en mi diccionario ni en mi vida cotidiana.

Cuando yo veía que mi mamá y su amiga, la doctora Flor Mayoral, salían a las seis de la mañana a caminar, todos esos años, me burlé de ellas. ¿Se habrán vuelto loquitas? ¿O a lo mejor les gustaría alguno de los deportistas desmañanados como ellas y por eso salían tan tempranito? A pesar de verlas y reconocer su esfuerzo, no me entraba en la cabeza que alguien hiciera esos sacrificios por el cuerpo y el deporte. En mi caso, aquel mediodía del 9 de septiembre de 2001, por primera vez en mi vida, no tenía excusa. Así que me dije: "¡órale Adriannita, pa'rriba!".

Cuando acabé aquella primera sesión de quince minutos caminando (que en realidad no sé cómo aguanté y cómo no me dio un infarto) hasta Riscka, mi perra de 18 años de edad, estaba mareada. A medio morir por la fatiga, supe lo que significaba aquello de que "lo que vale la pena, cuesta". Cuesta dinero o esfuerzo, pero cuesta y ése era el precio que estaba pagando, así que no hubo de otra más que seguirle.

Mi cuerpo, que no sabía qué rayos pasaba, me tenía lista la factura por cobrar. Por los años en que ingerí azúcar sin control, comencé a temblar y a sudar, con una jaqueca terrible, síntoma de una crisis de hipoglucemia. Siempre he sido fuerte y autocontrolada, aunque suene irónico; eso me sirvió en aquellos momentos. Mi mamá, aunque a distancia, estaba atenta a lo que estaba sucediendo conmigo y me llamó cual si fuera Walter Mercado, adivinando la situación por la que estaba atravesando con la desintoxicación del cuerpo.

"No te preocupes, toma una pastilla para el dolor de cabeza, bebe mucha agua, mucho té de manzanilla, evita todo aquello que te recuerde la tentación porque entonces es cuando vas a comenzar a flaquear para dejar lo que has comenzado. Es tu cuerpo el que se está rebelando. No es otra cosa. A fin de cuentas, ¿con qué vas a reemplazar las ocho latas de refresco y los jugos que te tomabas con tanta azúcar? Así que estarás atravesando en los próximos días lo peor, pero recuerda que hay dos palabras mágicas: *todo pasa*. Pasa el amor, pasa el dinero, ¿por qué no va a pasar rápido ese sufrimiento? Piensa en lo bonito que te espera en el futuro, y que es tu David venciendo a tu Goliat."

44

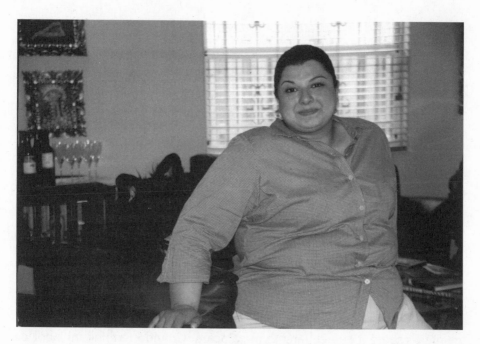
Adrianna empezó cuando estaba así.

Mis síntomas comenzaron a aminorar después de oírla. No en balde dicen que las madres se las saben todas. El día no había terminado, la comida no sabía a nada y la crisis me estaba atacando por todos los flancos. Era tal mi desesperación que lloraba. Me daba rabia conmigo misma y me preguntaba por qué le había hecho eso a mi cuerpo, por qué me había dejado llevar a una situación de desesperación incontrolable por comer.

Éste es el punto más peligroso de cualquiera que inicia una dieta, el estado en que yo me encontraba. Exactamente allí, el más mínimo mal paso encubierto por la conmiseración da al traste con todo. Pero junto a mí, mi amiga Josefina (a quien llamo cariñosamente Pina), sin saberlo, se convirtió en la presidenta de lo que sería "mi club de apoyo". Pina, que me había acompañado a comprar la ropa para ir al programa de Cristina y que sabía que sólo con faja pude entrar en aquel traje negro talla 24, tampoco me dejó caer. "Ándale, Adrianna, cómete la verdura y la ensalada, y a la caminadora otra vez."

En realidad no recuerdo cómo acabó aquel día. Pero no hay mal que dure cien años y me vi durmiendo en mi cama.

El día siguiente fue parecido, pero como la desintoxicación del azúcar comenzaba a ceder, disminuyó también el dolor de cabeza, aunque el instinto de comer quedaba vivo. En eso recordé el mandamiento de mi "jefa": "hay que sacar la tentación de donde se encuentre". Corriendo fui hasta el refrigerador. La tarea de limpiar el refrigerador y la alacena me entretuvo todo el día y no me dio mucho tiempo de pensar en cómo me sentía con la dieta. Más bien supe que me dolía deshacerme de aquella cantidad de comida que engordaba porque al mismo tiempo estaba terminando con una de mis más nefastas teorías: "Hay que cuidar la inversión".

Déjeme explicarle que he llamado por años "inversión" a la barrigota, a la panzota que tenía que llenar día a día. ¿Y de qué otra forma iba a llamarle, si dentro de ella estaba todo el dinero del mundo invertido en la cantidad de comida que le había metido? ¡Por supuesto que mejor nombre no pude haber hallado!

Luego de varias horas, y cuando por primera vez dejé lo que estaba haciendo para tomarme un tiempo para comer, realmente actué conscientemente y esperé a que el hambre me atacara. Cuando terminé mi labor de limpieza, mi perra Riscka fue el ser más feliz con todo aquello. A ella le tocó comer y comer lo que quiso, menos los chocolates, los que con todo el gusto del mundo borré de mi mapa mandándolos a la basura de golpe y porrazo por los pecados que me hicieron cometer.

Ese segundo día fue de transición y prueba. En un momento dado, al ver las pizzas congeladas, al tenerlas en mi mano y lanzarlas a la basura, al deshacerme de los teléfonos de las pizzerías que hacen entrega a domicilio, titubeé un momento imaginando aquellas rebanadas con el queso que se deshacía en mi boca... pero me recuperé. Era asunto de voluntad y determinación. Pina, mi amiga, pendiente de mis movimientos, me decía: "piensa en la ropa que podrás vestir más adelante, piensa en tantas cosas que ahora no puedes hacer y que pronto vas a lograr si continúas".

Amaneció el tercer día. El mundo comenzó a tener un color diferente, el dolor de cabeza se había ido y con él la ansiedad por las latas de refresco. Por primera vez amanecí lista para no quejarme de mi desayuno de cereal y fruta. Las medicinas del doctor Lipman estaban haciendo efecto al cien por ciento; es decir, la máquina estaba engrasada para continuar y todo parecía menos difícil aunque en realidad no lo era. Hacer ejercicio seguía siendo el

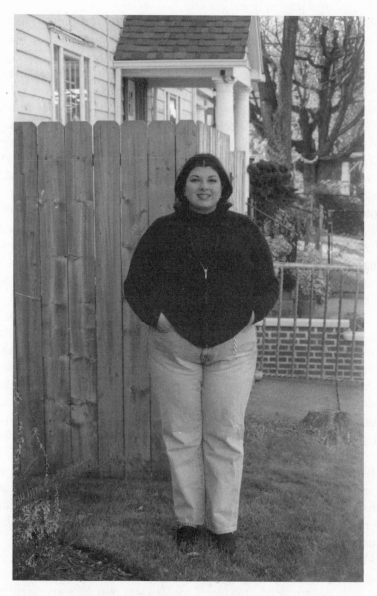

Sólo tres semanas después, el cambio ya se nota.

momento más difícil. Caminar para que mi metabolismo, más que muerto, se activara, fue el calvario que sabía que debía enfrentar, aunque para decir la verdad, el tercer día me costó menos esfuerzo.

En la oficina, en silencio y sin preguntarme detalles, la mayoría entendió lo que estaba haciendo y me apoyó. Comenzó a estar de moda cambiar los hábitos alimenticios. Ensalada verde, fruta y atún enlatado en lugar de las comidas de más de 3 000 calorías que se compran dondequiera.

Día a día, mientras más horas transcurrían, fui cobrando fuerza y recuperándome. Poco a poco me sentí mejor. Pina, que se dio cuenta de que estaba ayudando a mi transformación, comenzó a planear conmigo la ropa que me compraría. Después de la primera semana, mi cuerpo era otro notablemente. De la pasión por los alimentos y bebidas dañinos pasé a la obsesión de llegar a mi casa y subirme en la caminadora a hacer ejercicio.

Como a las tres semanas, cuando las cosas marchaban de maravilla y aparentemente el peligro de la tentación había pasado, sobreviví a lo que pudo haber sido un error garrafal: comencé a aburrirme de la comida. Agobiada por no variar el menú, me desesperé al grado de pensar en la posibilidad de probar algo prohibido, aunque fuera un poquito. Nuevamente, como si fuera la dama en apuros del Chapulín Colorado, pedí a gritos: "¡Oh! ¿Y ahora quién podrá ayudarme? No habrá ningún Chapulín Colorado a la redonda en estas praderas de Ohio?". Al rescate llegó otro personaje: mi súper mamá, mi súper heroína que, armada con sus mejores recetas, me salvó el paladar y la báscula. De nuevo recordé nuestra casa y su comida, sólo que esta vez increíblemente sana y sabrosa. Aunque ella lo niegue, estoy segura de que siempre tuvo a la mano aquel montón de recetas para el momento justo en que yo llamara pidiendo auxilio.

Mi "yo" malo había sido vencido por mi lado bueno. Nuevamente la determinación de mi decisión por adelgazar surtió efecto y me sacó adelante. El truco está en esas palabras. Una cosa es perder peso y otra adelgazar. El que pierde peso, finalmente lo recupera, el que adelgaza logra la meta que quiere porque hizo un cambio total en su vida. Y bien dicen que "nadie sabe el bien que tiene hasta que lo ve perdido" . Y yo no fui la excepción. Con la cantidad de acontecimientos que me sucedían, no tuve tiempo para darme cuenta de que algo había cambiado desde la primera semana de la dieta: ¡ya podía respirar normalmente! Recuerdo hasta hoy el miedo de la primera noche en que no usé una de las mil almohadas para mantener mi cabeza en alto y poder respirar sin que el volumen del estómago me aplastara los pul-

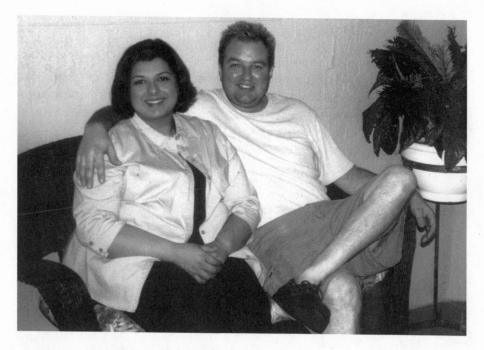

Con Brent, en noviembre de 2002, con 40 libras menos (unos 16 kilos), la mejoría es evidente.

mones y el corazón. ¡No lo podía creer! Brent me hizo recapacitar sobre lo profundo de aquel cambio: había entrado en una dieta estricta porque estaba al punto de un derrame cerebral y con 200 de presión arterial. Eso ya no existía.

Sin embargo, aún me quedaba algo más por hacer: disfrutar al verme arriba de una báscula. Casi cinco meses después pesaba exactamente 199 libras (90 kilos). ¡Había roto la barrera de las 200 libras! Lo primero que hice fue llamar a Brent y a mi madre a Miami, para darles a gritos la buena noticia. Ella, que en un principio se espantó pensando que mis gritos se debían a que me había pasado algo malo, supo que en ese momento había recuperado a la hija a la que a lo largo de veintisiete años trató de sacar de las garras de la obesidad que silenciosamente lleva a la muerte. Era la primera batalla ganada en lo que sigue siendo hasta el día de hoy una larga guerra sin cuartel. Y eso es algo que recuerdo todos los días, al grado de que llegó el momento en que alguien, al ver mi identificación en el trabajo, me dijo que debía cambiarla porque la de la foto no era yo. "Esa foto tienes que romperla y tirarla a la basura."

Claro que no. Por supuesto que tirarla a la basura es lo último que haría en este mundo. Esa foto sigue y seguirá conmigo recordándome siempre y a cada momento que el monstruo está dentro de mi mente. Que el monstruo sólo espera el momento para volver a atacarme.

Por mí, tendrá que quedarse esperando. Por mí, que al maldito monstruo del hambre le salgan barbas de tanto esperar.

5. Mis mejores amigos: mis más grandes enemigos

No sé cuando me los presentaron.

En realidad no recuerdo haberles dicho algún día: "Mucho gusto, yo soy Adrianna Collins". Lo cierto es que nos conocimos siendo yo una niña y tuvimos una relación que por lo menos duró 22 años. Yo les llamaba "mis mejores amigos" porque me ayudaban a escapar de cualquier pena. Especialmente uno de ellos me esperaba a cualquier hora, me daba la felicidad más grande sin importar si las cosas iban bien o mal. Por ella –porque le hablo en femenino– fui capaz de todo. Eso era la comida en mi vida.

¿Quién, con un caso de obesidad como el mío, no sabe que la adicción a la comida proporciona felicidad? En los peores tiempos, comer era el escape de lo que me lastimaba. Y pasaba en toda época del año, especialmente en el invierno; era una forma de llenar mi vacío. Nací, me crié y viví gran parte de mi vida en el trópico, por eso cuando llegué a Canton, Ohio, yo, que nunca había vivido un invierno de verdad, al ver nevar días enteros sin poder hacer nada más que sentarme a observar el panorama, me deprimía. Entonces, "mi amiga", la comida caliente y sabrosa, venía a mi rescate haciéndome olvidar todo. No paraba de comer cuando se me acababa el plato sino cuando ya no me podía mover de la mesa. Entonces me tomaba un descansito para volverle a entrar.

Aunque me lo dijeran, aunque yo misma me diera cuenta de cuándo mi cuerpo llegaba a extremos terribles, nada podía hacerme entrar en razón. El recuerdo de estos tremendos atracones de comida me acompañaron en los primeros días de la dieta definitiva como si fueran culpas que estaba pagando. Fue entonces, en medio del dolor y la desesperación, cuando estuve realmente consciente de que las horas terribles de la desintoxicación de mi cuerpo se las debía a la comida. Uno ve en la televisión las reacciones de los adictos a la droga cuando la dejan y dice: ¡Qué horror!". Sí, cómo no. Pero nadie cuenta lo que vivimos los gorditos cuando decidimos no serlo nunca más.

Al principio de ese proceso mi cuerpo no aceptaba el cambio: comía y de inmediato vomitaba. Quien me vio en esas condiciones, como mi amiga Pina, fue testigo de ese sufrimiento que durante varios días me dejó sin energía y sintiéndome morir.

Lisa Rodees, mi jefa, tuvo un papel esencial. Siempre que la llamaba sintiéndome terriblemente mal me apoyaba dándome el día libre. Ella entendía que yo estaba pasando los peores momentos. Nada más porque lo viví, sé que el cuerpo es violento al reaccionar ante la falta de comida. Fue entonces cuando reaccioné con un argumento casi infantil: en las relaciones entre seres humanos, nadie que le haga mal a uno, puede ser su amigo. Eso mismo me puse a pensar entre vómito y ansiedad. Nadie que sea mi amiga me puede producir estas terribles consecuencias, por consiguiente, supe qué era la comida para mí para el resto de mi vida.

Pero la comida no era el único enemigo a identificar. Había otra enemiga: mi personalidad segura de que lo que hacía, sin importar si era bueno o malo. Estaba bien si yo así lo creía. Dicen hasta el cansancio que los gordos proyectan lo que sienten y que la mayoría se siente acomplejada e insegura por los kilos. Ja. Ja. Y otra vez: ja.

Me carcajeo porque en mi caso era distinto. Mi madre siempre nos metió en la cabeza con el ejemplo que no éramos menos que nadie y que nada podía dañarnos si no lo permitíamos. Eso fue buenísimo para forjar el carácter, pero malísimo para la dieta. Ésta es la razón por la que siempre me ha importado un soberano comino lo que la gente me dijera de frente o a mis espaldas, porque en mi mente yo no me sentía gorda, únicamente en mi apariencia externa me sabía obesa. Eso fue precisamente lo que me llevó al extremo en que caí por la obesidad. La seguridad con que me criaron me ayudó a que no me lastimara lo que estaba alrededor, en una sociedad que ha creado reglas contra nosotros. ¿Eres obeso? Te debe dar vergüenza. Te debes esconder.

No para mí.

Por el contrario, nunca me quedé callada cuando los pelados e impertinentes se burlaban. Me volví entonces una especialista en responderles y ponerlos en ridículo. Me volteaba a verlos de frente, si alguien me escuchaba mucho mejor, y con la mejor de mis sonrisas les decía:

"Es verdad que las cosas más feas en esta vida son las que se reconocen por los problemas que dan. Viéndote bien no sólo eres tremenda grosera, sino además feísima: por eso pude identificarte." Me encantaba ver sus caras desconcertadas, mientras huían como si quisieran meter la cabeza bajo la tierra.

Resulta que cuando menos lo imaginé, un profundo análisis para el que nunca tuve tiempo (ni quise hacer) me llevó a encontrar la gran clave para el cambio: que quienes creía mis más grandes aliados me habían tenido viviendo en una paradoja. Como en las películas en las que un feo que es prácticamente un cero a la izquierda se vuelve bonito y todo el mundo quiere tener algo que ver con él. Así me ha pasado a mí, aunque para ser honesta nunca pasé del todo inadvertida. Por el contrario, a esa paradoja me refiero. Por una parte todos a mi alrededor siempre han querido ser mis amigos, y por otra, he vivido las miles de veces que mi mamá ha tenido que soportar lo que ella llama opiniones no solicitadas: "Tú siempre a dieta y tu hija tan gorda, ¿verdad?".

Ahora me doy cuenta de que fueron muchos años de vivir con un mal novio a cuestas. Malo y nocivo. Años en los que quería dejarlo y no podía. En el plano racional yo sabía que tenía que dejar de comer como lo hacía, pero la tentación acababa conmigo porque lo que más me engordaba era siempre lo que más me gustaba y este círculo vicioso había terminado con mi fuerza de voluntad, peligrosamente, al grado de casi borrar mi instinto de supervivencia; el ejemplo más claro eran las almohadas que compraba para tener la cabeza en alto y respirar mientras dormía, o el plazo que pedí al médico para comenzar a tomar medicinas para la presión arterial alta. Finalmente, no todo estuvo perdido y la realidad se impuso.

Apenas pasaron los síntomas desesperantes de la desintoxicación, decidí de una vez por todas dejar a mis viejos amigos para siempre. Paul Streamo, Rosa Alonso, Edgar Flores, Maritza Carlson, Maggie Agosto, Pilar Clapper, Francine Vitale, Roberto Marcano, Michael Cummings y mi amiga Pina se convirtieron en mis amigos de carne y hueso que con cariño sustituyeron a los litros de helado, los *brownies*, los refrescos o los *cupcakes*. Todos ellos son mis compañeros de trabajo, los mismos que me apoyaron tanto haciendo las fiestas, especialmente las de fin de año, en lugares donde siempre había comida sana para procurar que no cayera en la tentación, sin dejar de divertirme.

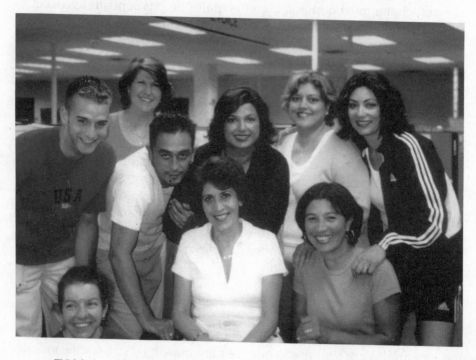

El "club de apoyo" de Adrianna en pleno, con los mejores del mundo: Paul Streamo, Rosa Alonso, Edgar Flores, Maritza Carlson, Maggie Agosto, Josefina ("Pina"), Pilar Clapper, Francine Vitale y Roberto Marcano.

Si usted se encuentra en el punto de decidir un cambio, o es el caso de alguien cercano, hay cosas que no debe olvidar que lo ayudarán a cumplir la meta:

1. Tomar la decisión irrevocable de desterrar a los malos amigos y terribles enemigos que son la comida, el alcohol y la flojera para hacer ejercicio.
2. Tener siempre cerca por lo menos a un amigo que esté dispuesto las 24 horas del día para escuchar los lamentos y proporcionar al mismo tiempo apoyo y fortaleza.

3. Tratar de despertar la conciencia de jefes y compañeros de trabajo acerca de que la decisión de cambio que se ha tomado va más allá de la vanidad y que es asunto de vida o muerte. La obesidad mórbida mata. Eso es un *hecho*.
4. Formar un "club de apoyo" en el trabajo para que perduren los buenos propósitos.
5. Hacer entender a la familia que ofrecer comida que no sea saludable únicamente contribuirá a la ruptura del régimen.
6. Considerar a la comida que engorda como si fuera un amor maligno. Se le puede ver de lejos, pero no hay que tratar de verlo a escondidas.
7. Si fallar ha sido asunto de baja autoestima, repetirse hasta el cansancio: "Primero mis dientes y luego mis parientes".

Fue difícil pero lo hice con la decisión irrevocable de no dar marcha atrás. Y ahí murió la cosa. Aunque al parecer murieron también los recuerdos en otros. Ahora es increíble que haya gente que me diga: "Yo no me acuerdo de que fueras muy gordita". A veces los he observado esperando que sea una burla, en otras ocasiones tratando de ver si no están borrachos. ¿Cómo es posible que la gente no se acuerde de cómo me veía apenas hace un año cuando llegué a vestir talla 26? ¿Y entonces, qué? ¿Las burlas que soporté eran porque además de gorda tenía una gran imaginación?

Realmente, éstas son las cosas que pasan, pero se quedan. Suceden y cambian la vida. Hoy sigo siendo la misma persona que hace un año. Pero al mismo tiempo, gracias a Dios, ya no lo soy.

6. Madre sólo hay una

A partir de ese momento Adrianna, sin imaginarlo remotamente, se convirtió en un modelo a seguir para ese gran número de jóvenes que viven en silencio el drama de la obesidad en todos sus niveles. A partir de entonces, dondequiera que voy, ella es la pregunta más frecuente del público que la escuchó comprometerse a cambiar: ¿sigue la dieta?, ¿cómo luce?, ¿qué hace? He recibido e-mails dolorosísimos, escritos por muchachas con su misma historia, que ven a mi hija como una esperanza.

Pero Adrianna seguía viviendo a 5 000 millas (8 000 km) de mí, en Ohio, y continuar apoyándola se volvió una asesoría a larga distancia. De pronto, conforme pasaron los meses y ella progresaba, un buen día me di cuenta de que de la rebeldía de no aceptar consejo alguno, Adrianna había pasado a la madurez de: "mi mamá tiene razón".

Y me puse sentimental. Por fin estaba llegando al camino que 22 años antes inicié para que mi niña obesa, entonces de siete años de edad, ya no lo fuera. Es la misma lucha de las latinas que vivimos en Estados Unidos y a quienes las estadísticas nos adjudican un hijo que sufrirá por el sobrepeso. A lo largo de mis viajes promocionando Dietas y recetas... he conocido a cientos de ellas. Han llegado a hablar conmigo porque una cosa es recibir consejos y otra que se los diga alguien que tan públicamente como yo ha enfrentado este drama en la familia.

Cuántas veces fui como ellas. Madres desesperadas porque al niño lo insultan en la escuela. Madres que no saben qué hacer para cocinar de dieta cuando hay muy poco dinero en el presupuesto y lo más barato es lo que más engorda. Madres que sufren porque no hay dónde comprar ropa para vestirlos, y más difícil aún: madres en hospitales o a punto de ir a ellos con sus hijos enfermos a causa de la obesidad. Madres a las que el médico les ha dicho que sus hijos de nueve años son ya víctimas de diabetes tipo 2, con la que vivirán el resto de sus días si no controlan el sobrepeso. Todo eso es una dolorosa verdad.

Y ésa ha sido la mía con Adrianna.

Sin ignorar a los señores padres, las madres somos las que cargamos con el sobrepeso, no sólo de libras o kilos. La realidad, aunque la propaganda nos diga cosas bonitas, es que poco podemos hacer cuando la obesidad se ha relacionado con todo, incluida la disminución de los valores familiares. Trabajamos para sacarlos adelante y nuestra lucha es grande dentro y fuera de la casa. ¿Qué madre no sabe lo que es enfrentarse a esas dolorosas situaciones que han ido mermando lo que la palabra familia significa? ¿Qué madre no sabe de la lucha en contra del reino del "hágalo usted mismo"? Sí, por un lado en Estados Unidos la vida es más fácil, aunque por el otro la comida congelada que cada quien se sirve cuando quiere y donde quiere ha disminuido los momentos de reunirse en torno a la mesa. ¿Qué madre no ha luchado contra los juegos electrónicos que matan la voluntad de nuestros niños de salir a hacer deporte? También somos las madres quienes tenemos que enfrentarnos en la vida real con la violencia y la droga en las calles que nos coloca en una disyuntiva. Ok. Deporte para que no engorden, pero ¿dónde? En muchas ciudades norteamericanas los barrios hispanos se han vuelto peligrosos, y tomar la decisión de que se queden en casa, a pesar de volverlos inactivos y sedentarios, es menos dañino que dejarlos salir a ejercitarse. Aun así conozco madres heroicas que después del trabajo corren con sus hijos a las actividades deportivas que ofrecen las escuelas o las organizaciones de servicio como la YMCA. Pero es una minoría. La mayoría llegamos desfallecidas a preparar la comida, vigilar tareas, limpiar un poco la casa y prepararnos para el día siguiente.

Hay madres que me han arrancado lágrimas cuando me cuentan su historia, porque es la misma historia que viví cuando la gente hiere involuntariamente u ofende a nuestros hijos por el solo pecado de ser "gorditos", sin importar cuántos años tienen. Cuando Adrianna era niña, los problemas dolían porque yo no sabía cómo enfrentarlos, ni cómo enseñarle a ella a defenderse. Hasta que aprendió (y vaya que sí). Unas cuantas veces la tuve que recoger de la oficina del director de la escuela bajo cargos de haberle dado unos cuantos golpes a quienes se burlaban de ella. Frente a los maestros yo fingía cara de sorpresa, al tiempo que le decía: "¿Ay m'hijita por qué hiciste eso?". Pero ya a solas nos reíamos juntas del castigo que había dado a los groseros y metiches que la acosaban. No obstante, las cosas no siempre fueron fáciles.

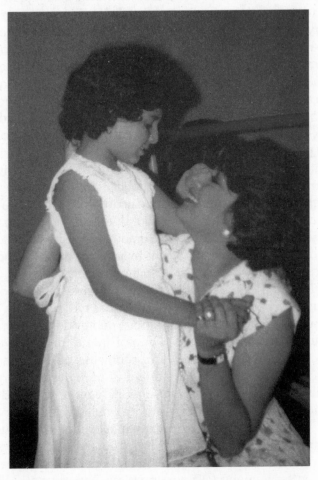

Adri a los 6 años. Ella era flaquita y yo, medio rechonchita.

Hasta el día de hoy recuerdo su graduación de *high school* (bachillerato), cuando uno a uno, todos los pretendientes que la acompañarían al baile de graduación o *prom* fueron dando excusas para cancelar el compromiso, avergonzándose de ella que era talla 18, mientras sus amigas eran acaso 4 o 6. El último galán en cuestión huyó de la cita al baile con mi gordita ¡sólo tres días antes de la fecha! Cualquier madre en mi caso sabe que eso es una tragedia. Eran mis tiempos de corresponsal de Univisión con sede en Texas, y donde Jerry Johnson, mi amigo-hermano-camarógrafo, al verme llorar a solas, buscó la solución: "Mire comadre, tengo al *date* de Adri. Juanito, el asistente de camarógrafo. Le pedí su ayuda y aceptó, y va a hablar con ella ofreciéndose a acompañarla al *prom* si ella quiere". ¡Por supuesto que ella dijo que sí! Jerry hizo entonces todos los arreglos que dicta la tradición: la lujosa limosina para ir al baile, el *bouquet* (ramillete de flores) que el *date* da a la graduada para lucir en el brazo, el mejor *tuxedo* para Juanito y, sobre todo, que ella no se enterara de nuestro plan ultrasecreto para no hacerla sentir mal.

Juanito cumplió su palabra y Adri, sin enterarse de nada, fue feliz a su graduación disminuyendo el dolor de haber sido rechazada por todos los que se avergonzaron de su gordura y que no tuvieron la hombría de negarse al compromiso cuando ella se los pidió. Juanito se tomó tan en serio el compromiso que un mes después de la graduación seguía saliendo con Adri a todos lados. La personalidad de mi hija mayor desde siempre ha sido cautivadora y superior a cualquier peso en una báscula.

Cuento ahora esta anécdota porque años después y por otras circunstancias, el secreto fue descubierto. Ambas recorrimos un camino de tiempos buenos, tiempos malos y tiempos peores donde el principal dolor fue causado por el sobrepeso. ¿Ve por qué a mí no me es ajeno el dolor de una madre por un hijo con problema de obesidad? Aquella imagen de 1992 me vino a la memoria diez años después, en agosto de 2002 en la Feria del Libro de Chicago. Adrianna, con 113 libras (51 kilos) menos y con el triunfo de vestir una talla 12 luego de haber sido 26, hacía su debut hablando a todos aquellos y aquellas que fueron a vernos. Mujeres de todas las edades recurrían a ella buscando su fórmula, y yo, orgullosa, observaba aquéllo con lo que soñé tantos años: que Adri fuera un ser humano feliz por completo. Nunca voy a olvidar aquel sábado 17 de agosto cuando, como pez en el agua, ella respondía las preguntas del público como si siempre lo hubiera hecho. La escuchaban con atención porque nada de lo que ella dijera estaba basado en estudios hechos aquí o allá, porque no había triunfado con métodos elaborados para otros que no sean hispanos, sino basado en su propia y dolorosa experiencia.

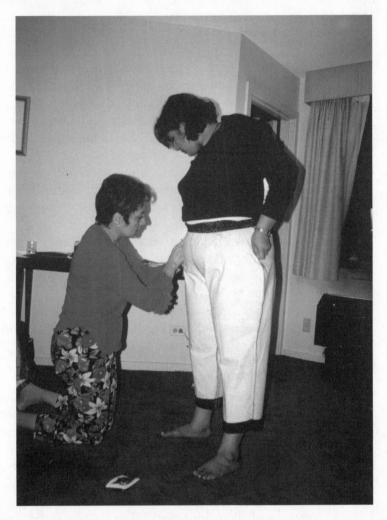

Madre sólo hay una. Como cuando Adri era niña, le ajustaba su ropa.

El éxito de mi primer libro y el porqué de este segundo no se debe a su valor literario; ni lo busquen, porque no soy escritora. El éxito radica en el valor humano. En decir la verdad. En atreverse a contar nuestra historia, que es la misma de miles que, como nosotras, un día no saben qué hacer ni a quién recurrir. Aquí podrían encontrar respuestas.

1. Si sospecha que su hijo o hija está rompiendo la dieta en la escuela, vigile el dinero que lleva. No por estar dentro de las escuelas las máquinas expendedoras de comida contienen alimentos sanos. En la escuela compran la misma comida "chatarra" que hay por todas partes.

2. Prepárele bolsas de cierre plástico con melón, piña, pera o manzana picadas. Compre usted misma los *snacks* de frutas secas o chocolates de bajas calorías para comer a cualquier hora.

3. No le aconsejo que les recomiende defenderse con violencia (el gran tamaño de Adrianna siempre estuvo a su favor), pero dígale a los suyos que se enfrenten a quienes los ofendan, siempre que sea en forma segura.

4. Incúlqueles que nadie es mejor que ellos, que nadie los va a dañar si ellos no lo permiten. Haga de ellos seres humanos seguros de sí mismos. Ser obeso no tiene nada que ver con no ser una gran persona.

5. Si el sitio donde vive no es muy seguro para caminar por las calles haciendo ejercicio, compre una *treadmill* o caminadora eléctrica (son más baratas cuando se compran de segunda mano). Ponga el aparato frente al televisor y vigile que por lo menos hagan ejercicio 25 minutos, seis días a la semana. Invente concursos entre ellos y usted (de paso, esto le va a mejorar su figura).

6. Revise las etiquetas de todo lo que sus hijos coman. Nada es inofensivo. Recuerde que todo tiene azúcar. Todo, y azúcar significa grasa en el organismo. Más adelante encontrará la equivalencia en calorías de algunos *snacks* y comidas, y se va a espantar.

7. Si observa que su hijo es víctima de burla en la escuela, hable con los maestros. Ahora la obesidad es considerada una epidemia, las cosas se toman en serio y seguramente usted va a obtener ayuda.

8. Cuando vea que alguien mira a su hijo o hija con indiscreción, enfréntelo. No tema abrir la boca para defender a los suyos. Nadie tiene derecho a ofender, y si callamos al son de que somos prudentes, no estamos ayudando, por el contrario, estamos cediendo terreno a

nuevas ofensas contra otros. Así que avergüéncelos y dígales: "¿Por qué se le queda viendo a mi hijo?", o "¿Le puedo ayudar en algo?". De ahí, hasta lo que se merezca el agresor disfrazado.

Adrianna sabe cómo la he defendido años y años. Por eso, cuando la vi hablar ante el público de Chicago, siguiendo mi recomendación de que no hay nada que valga más en este mundo que hablar con palabras claras y con el corazón, su peculiar estilo, maternalmente heredado, me dio la idea para este capítulo: "He logrado mis metas finalmente, porque a diferencia de otros a quienes les dicen que no tienen madre, ¡en mi caso ni quién dude que yo tengo mucha! Bien dicen que ¡madre sólo hay una!".

Eso paga cualquier sacrificio.

Que algún día sus hijos digan lo mismo de usted.

7. A la hora que sea

El 10 de julio de 2002 cumplí dos años en esta nueva vida.

¡Dos años! Si durante el primero esos doce meses transcurrieron en la preocupación de ajustarme al cambio, este segundo año de la "nueva Collins" con la constante inquietud de nunca más volver a ser la de antes, ha sido como si en lugar de periodista fuera investigadora científica. En este segundo año he aprovechado todo lo que está a mi alrededor como si fuera un laboratorio para hacer y deshacer experimentos. En esto no he estado sola. Mi médico, el doctor Richard Lipman, es mi modelo a seguir. No ha habido una sola ocasión en estos dos años en que no llegue a su consulta y no tenga algo nuevo. Una comida mejorada, un nuevo producto, cualquier cosa que haga más placentera la existencia. Él vive y enseña a vivir en la búsqueda constante.

"La clave está en la palabra creer –dice Lipman–. Creer en que adelgazar es cuestión de cambiar la forma de pensar acerca de la comida y del ejercicio y no la forma de estar siempre a dieta." ¿Quién puede vivir eternamente a dieta? La respuesta es una sola palabra: nadie. Con él, en este segundo año, he aprendido que controlar el peso no sólo es un proceso difícil, sino que en ocasiones lleva largos años; esto se recompensa con cambios sencillos como los almuerzos fríos, los *snacks* de bajas calorías y un corto, pero diario y constante, periodo de ejercicio.

Sí, está bien. Pero, en la vida diaria, ¿cómo se traduce esto?

Muy sencillo. Pla-ne-an-do.

Previniendo y planeando lo que puede pasar alrededor de jornadas largas de trabajo donde no hay mucho que escoger para comer. Previniendo y planeando las comidas en casa y hasta las de los compromisos sociales, es decir, planeando hasta lo inimaginable. Y por favor no me venga con aquello de que: *"No puedo porque estoy muy ocupada"*. ¡Noo! Con todo el respeto por el dinero que pagó por este libro déjeme decirle que eso es sólo una excusa para engordar. Poca gente vive en este mundo una vida loca como la mía donde hoy estamos aquí y mañana quién sabe dónde. Ahí sí que se sufre, pero se puede hacer. ¡Cómo de que no! Por eso aquí le enumero algunas de las situaciones más comunes para que las tome de modelo y las adapte a sus necesidades.

OFICINA

Evite el hambre sin control porque no pudo salir a tomar el almuerzo y sigue trabajando hasta entrada la noche. No hay nada peor que la crisis por falta de alimento donde al borde de la locura es capaz de comer un elefante si se lo ponen al frente. Para no salir directo a las máquinas que venden comida y refrescos, prepárese. Yo siempre llego a la oficina como si fuera a un mercado. Traigo conmigo mi neverita donde no falta suficiente fruta picada para comer a lo largo del día. Piña, manzana, duraznos, peras y uvas que guardo en bolsitas de cierre plástico.

El cereal nunca falta en mi escritorio, en paquetes. Hay uno que tiene fresas deshidratadas que hace las delicias con o sin leche. Un paquete abierto no me dura no porque me lo coma, sino porque mis compañeros llegan a buscarlo. Rellene las bolsitas de plástico con 30 pedazos de cereal *all bran* o *toasted oatmeal* (hojuelas de avena tostada y endulzada artificialmente).

Una licuadora en la oficina es otro elemento indispensable contra el hambre. Tengo una en mi escritorio, pero una de verdad, que no cuesta más de 19.90 dólares en cualquier tienda. No compre las de miniatura, que no sirven ni para echar aire. Con mi licuadora me hago un batido de 70 calorías con agua y unos dos o tres cubitos de hielo. El sabor a chocolate borra cualquier rastro de sabor artificial de dieta y es delicioso, además de que llena por completo.

Aunque el olor es fuerte (pero usted finge demencia), el atún, con tan alto contenido de proteínas, es extraordinario para comer en la soledad de su escritorio. Si guarda las latas en la oficina, le será fácil preparar una ensalada que le proporcionará una buena comida. Hay que tener siempre a mano bolsitas de palomitas de maíz o *popcorn* que ya vienen bajos en grasa

66

y sal. Este asunto de las loncheras llenas de gelatina de dieta, pasitas o fruta seca, que tienen menos calorías que los chocolates, no es una idea nueva, ni mía. Yo aprendo con los ejemplos. Elizabeth Cotte, productora de *Noticiero Univisión,* hace cinco años que hace lo mismo. Claro que hace cinco años yo era una gordita feliz y campante de comer por todos lados lo que fuera buenísimo y eso de la loncherita no iba conmigo. Pero lo que son las cosas, aquí me ven ahora cargando y cargando... pero más flaca.

ALREDEDORES DE LA OFICINA

¿Que no trajo fruta porque salió corriendo de la casa y no sabe qué hacer? No se preocupe. Cualquier supermercado en cualquier ciudad las tiene cortadas y listas para comer. Ahí mismo, en la sección de comida caliente, puede pedir una sopa y una ensalada verde. No hay excusa.

¿Que sale un momento de la oficina para tomar aire y en los alrededores sólo hay comida "chatarra" o *fast food*? Quítese de la cabeza la idea de que ahí no se puede comer nada. Todos esos lugares que no quieren perder como clientes a los que cada vez son más conscientes de comer verdaderamente sano, venden, entre sus cosas grasosas, alimentos que no lo son. Ensaladas (con el aderezo al lado por favor), pollo a la parrilla, sopas, verduras. Para vencer la tentación de tomar refresco, traiga siempre a mano refresco en polvo para preparar en un vaso con agua fría y hielo. De preferencia escoja lugares de sandwiches y ensaladas, que son los más socorridos para el bolsillo y para su dieta. En esto tienen que ver las amistades de su "club de apoyo personal" y que siempre irán a un lugar que no signifique tentación. Además, meta esto en su cerebro: es horrible regresar a trabajar reventando de la comida ingerida. Eso da sueño, pesadez estomacal y no debe ser.

¿DE VIAJE?

Al pobre doctor Lipman todos los dieteros de Univisión lo hemos vuelto loco con nuestros casos, especialmente los que nos pasamos medio año viajando sin previo aviso. De manera que él mismo, con ese humor especial que lo caracteriza, tiene lista una hoja que él llama: "El equipo para los viajeros de Univisión". Consiste en una serie de alimentos que pueden llevarse a todas partes sin provocar problemas y que solucionan muchísimos otros. Latitas de atún, de ensalada de pollo, pudín instantáneo de chocolate que Lipman enseña a preparar en forma rápida y en el cuarto de cualquier hotel. Estos pudines son un buen sustituto del postre. Pretzels bajos en sal, gelatina de dieta ya preparada. Sopas instantáneas bajas en sodio. Cajas de cereal tostado de avena, bolsitas de azúcar artificial como Nutrasweet o Splenda y, por supuesto, bolsas con cierre de plástico para llevar los alimentos. De esta manera el hambre nunca ataca en forma miserable.

¿Y qué pasa con la tentación que significa el servibar de la habitación? Yo sigo el consejo de mi médico: tan pronto llego a la habitación, saco las botellas de agua y le doy la llave al que me ayudó con las maletas. ¡Y se acabó!

CAMINO A CASA

La salida de la oficina es el peor momento, por varias razones. Biológicamente, el cuerpo está cansado de una larga jornada de trabajo físico y mental. El tráfico es denso, los hijos llaman con hambre. "¿A qué hora llegas?" se convierte en una frase infernal. El día ha sido largo y el desastre espera cuando la ansiedad, causada por todo lo anterior, se convierte en hambre: el enemigo ronda tentadoramente. Yo sé lo que es regresar a casa y decir: "¡Qué cocinar ni qué nada! ¡Vamos a un restaurante!". Y (horror al crimen) el atracón es seguro se tenga o no dinero. Comida es lo que sobra en este país, por todas partes. ¿Entonces, no hay solución?

Sí. Sí la hay. Camino a casa, usted va de regreso con su neverita en el auto. Ahí debe tener provisiones para el trayecto. Fruta, cereal, yogurt o pudín instantáneo y, por supuesto, agua, es decir, algo que le entretenga el estómago. Así tendrá fuerza para entrar donde venden comida preparada, ya sea en restaurantes o en supermercados, sin caer en tentaciones. Entonces podrá escoger entre una gran variedad de comidas que no engordan: china, japonesa y tailandesa, por ejemplo. O bien, escoja entre los restaurantes llamados de cocina de pollo, los de mariscos, cualquiera siempre que puedan tener sopas, ensaladas, verduras hervidas, sushi, pollo en todos los estilos, pescados, mariscos con verduras... Es cuestión de acostumbrarse y va a ver qué fácil es.

Con estos números puede hacer conciencia y escoger lo que quiere, así que saque cuentas: le estoy ahorrando la consulta con el doctor o andar buscando por todos lados información.

Desayuno
1 *bagel plain* con 1/2 cucharadita de queso crema, 450 calorías
1 taza de cereal con leche *skim* o descremada, de 150 a 180 calorías
1 dona, cuernito o pastelito danés, de 300 a 700 calorías

Si usted es como yo, que se puede maquillar mientras maneja, seguro también puede desayunar en el auto. No es recomendable, pero engordar o morirse de hambre es mucho peor:

2 huevos cocidos
1 bolsa de frutas picadas
30 piezas de cereal de avena tostada y endulzada
1 café con leche descremada o *skim* con azúcar artificial
Todo esto proporciona 400 calorías

Mediodía
1 sandwich de 6 pulgadas (15 cm) de pavo, jamón o atún, sin queso y sin mayonesa
La ensalada que quiera con aderezo de bajas calorías
1 taza de sopa que no tenga crema (cremas significan ¡grasa!)
1 manzana o naranja. Si están ácidas, póngales azúcar de dieta y el sabor cambia

Cena
1 porción mediana de carne, pollo o pescado
1 porción de arroz hervido, o de pasta hervida con verdura, o una papa hervida con 1 cucharadita de crema agria y cebollines verdes

REGLAS DE ORO

1. Al restaurante hay que llegar con su propio aderezo para las salsas, cada día hay más en el mercado que se pueden llevar a todos lados. Si no, simplemente rellene una bolsita de plástico con cierre, del tamaño *snack*, con el que más le guste.

2. Para que un almuerzo no engorde debe ser *frío*. De acuerdo con el doctor Lipman, las comidas que tienen grasa en grandes cantidades no pueden comerse al tiempo. La grasa, para que sepa sabrosa, debe estar caliente.

3. Un almuerzo caliente nos hace gordos paulatinamente porque eso significa que comemos bien al mediodía, para comer bien otra vez por la noche. El cuerpo no elimina todo eso y termina engordando. En promedio, cada comida que tiene que calentarse contiene por lo menos mil calorías.

4. Nunca, nunca, si quiere adelgazar, haga su *lunch* con las sobras de la comida fuerte del día anterior. Recuerde que eso no es otra cosa que otra comida fuerte. ¿Le sobró mucho y es un pecado botarlo? Ok. Congélelo, así tendrá lista una comida fuerte para la semana entrante.

5. Saque de la alacena nueces, chips, papas fritas, nachos, chocolates y dulces. Todos ellos son adictivos. Después de un mes, su cerebro olvidará que existen y si los ve, ni los conoce.

6. Comer durante el día *snacks* bajos en grasa ayuda a prevenir la baja de azúcar y el hambre atroz al comer.

7. Si el hambre ataca, mastique chicle de dieta.

8. Tomar agua es indispensable. Manténgala fría para que sepa mejor. Hay sobres de todos sabores a los que se les añade azúcar de su preferencia.

Hasta aquí la lección que he aprendido en dos años. Lo demás le toca a usted descubrirlo, aunque mucho cuidado. Éstas no son recetas a prueba de lo que sea para no engordar. Lo más importante para el éxito es y será únicamente utilizar el sentido común las 24 horas del día, e ir poco a poco, probando la reacción de cada alimento. Hace unos meses, Elizabeth Valdés, jefa de asignaciones del *Noticiero Univisión*, me llamó con una gran curiosidad: "Collins, por favor, dime la verdad. ¿Tú desayunas diariamente en un lugar donde venden donas? ¡Conozco a una señora que dice estar siguiendo una dieta con eso porque tú lo haces!". Le dije que sí y solté la carcajada. "¡Ay Dios mío! Creí que no era cierto". Elizabeth, por quien llegué a la consulta del doctor Lipman hace dos años, estaba preocupada. Le expliqué a ella lo que ahora le explico a usted.

Sí. Desayuno en un sitio donde venden donas y eso lo hago a diario estando en casa o de viaje. ¿Cómo le hago? Sencillo. Al cabo de por lo menos medio año a dieta, con 46 libras (21 kilos) menos, fui introduciendo en mi régimen alimentos antes dañinos y comencé a probar. Un bagel de fresas y un café mediano sin azúcar y con leche descremada, unos días. Una dona de chocolate y café sin azúcar y leche descremada, en otros días. Puedo hacerlo por varios factores que he estudiado. Es lo primero que como a lo largo de una jornada de por lo menos 16 horas. No tomo dulce el resto del día. Hago ejercicio. Es un trueque para recompensar mi buena conducta (me gusta leer el periódico y paladear un alimento dulce y sabroso). Y, por supuesto, jamás ceno fuerte.

Tenga en cuenta que si quiere bajar de peso no puede ni siquiera pensar en comer un solo pedazo de ninguna tentación. Todo es cuestión de utilizar el sentido común. La minuciosa explicación tranquilizó a Elizabeth Valdés.

"Sentido común. Así sí."

8. Divide y vencerás

Está bien. Usted amanece con el firme propósito de sacar un diez en conducta para mantenerse en línea. Llega manejando a la ventanilla del restaurante de comida rápida donde ordena lo que va a comer y donde rápidamente también, aún sin probar bocado alguno, enfrenta la primera tentación. La voz desde el micrófono rápidamente le informa que por cincuenta centavos más, puede aumentar el tamaño de su pedido de regular a súper. Usted dice: "¿Súper? ¿Por cincuenta centavos? ¡Por supuesto que sí! Es una súper oferta que no hay que desperdiciar". ¿Y los propósitos? Esperando para otra ocasión.

En los restaurantes formales las cosas no son diferentes. El mesero llega con los platos y usted tiene la sensación de estar sobrando porque falta espacio en la mesa. En muchas ocasiones he pensado que quizá cada día las mesas son más pequeñas, y no. Resulta que son las mismas pero que no están diseñadas para el nuevo mundo de la súper porción. Súper tamaño en las papas fritas, hamburguesa y refresco que de tan grande más bien luce como un tanque de almacenar agua.

¿Y qué con el tamaño de los platos en un restaurante? El platón de la pasta parece una ensaladera para darle de comer a toda la familia y no para una sola persona. Esas súper porciones son las que nos están engordando. Y no se necesita ser científico para saberlo. Lo que comemos no sólo es cada día más grasoso, sino también veladamente más dulce. Visible e invisible, el azúcar está por todas partes y mientras más grande es lo que sirven, más grande el engorde.

En Estados Unidos, de acuerdo con las estadísticas, nos hemos convertido en un país que va en aumento, pero de gordura: 61 por ciento de los adultos tienen sobrepeso. De acuerdo con la oficina del Asesor Nacional de Salud (Surgeon General), alrededor de un cuarto de la población es obesa, hablamos de unos cincuenta millones de personas que no saben que en promedio ingieren de 20 a 30 cucharadas de azúcar al día, la mayoría en los refrescos. Pero el endulzante está en todos lados, de la comida al postre, del aperitivo hasta lo salado.

Si genéticamente al nacer alguien dio la orden al cerebro de "comer donde sea posible", el problema es que comemos no sólo *cuando* podemos, sino *cuanto* podemos. La comida está por todas partes y la batalla es lograr controlar el peso. ¿Y cómo? Si vivimos entre los *supersizes* (supertamaños), los *value meals* (más por su dinero), los *combos* (paquetes) que nos rinden ante la humana tentación de obtener mayor provecho por nuestro dinero, aunque en la súper porción nos den de 300 a 500 calorías por cada *upgrade* (promoción).

Beto y Nacho, locutores de la radiodifusora La Ley, en Chicago, me habían entrevistado desde la primera ocasión en que llegué a promocionar mis libros. Mexicanos y de buen comer, celebraron mi cambio con la curiosidad de ver qué pasaría conmigo. Un año después, me aguardaban con decenas de preguntas: "Ok, lograste el peso que querías, sigues a dieta un tiempo más. ¿Y luego? ¿Así vas a vivir toda la vida? ¿No comes tacos? ¿No comes postre?".

La andanada de preguntas tenía una corta respuesta, como dice el dicho: "Hay que dividir para vencer". De todos los refranes populares, no había uno que me gustara menos que el de "divide y vencerás". En mi vida diaria yo sé que el que hace las cosas bien no resta ni divide, sólo suma. Total que por eso y otras cosas, la frase me parecía fea.

Pero digo "parecía", en pasado.

Para quienes queremos adelgazar, "divide y vencerás" es la regla de cómo mantenerse en peso en el mundo de la súper porción. Y vaya que sí. Ésa es la realidad de quien modifica los hábitos y no quiere sentirse culpable de hacer trampa y engañar a los demás, que a fin de cuentas acaban por descubrir la gordura escondida.

Es asunto de adecuarse a la situación. ¿Los platillos son muy grandes? Pida un plato extra para usted y quien lo acompañe. Olvide la etiqueta y compartan ambos platillos, así tendrán porciones adecuadas con variedad. Haga lo mismo con las bebidas alcohólicas y con los postres.

Lily Estefan me daba su consejo: "Por las noches, si salgo a cenar, no pido la ración regular, usualmente pido el tamaño del aperitivo o *appetizer*". De esta forma no te pierdes del sabor de un plato, al tiempo que comes una cantidad correcta. Pocos como ella o como Jorge Ramos pueden comer lo que quieran sin engordar un solo gramo. Ellos son seres especiales. El resto debemos estar pendientes y contar, contar y volver a contar calorías, o estar listos para comprar y comprar ropa de talla cada vez más grande. Por lo tanto, eche un vistazo a estos números y recuérdelos para que se aterre si los come o los toma.

BEBIDAS ALCOHÓLICAS

1 cerveza lite, 80 a135 calorías
1 cerveza regular, 150 a180 calorías
1 copa de vino blanco, rojo o rosado, 90 a 300 calorías
1 vaso con 2 1/2 onzas (7.4 cl) de vodka, 300 calorías

PARA PICAR ANTES DE COMER

6 pedazos de tortilla o chips, 140 calorías
1/2 porción de nueces mixtas, 740 calorías
1 tazón mediano de fideos chinos fritos (aperitivo), 400 calorías
1 puñado de papitas fritas, 400 calorías
1 tazón pequeño con *apple chips,* 460 calorías
1 vaso con nueces y maní mixto, 640 calorías
1 rebanada de queso roquefort de 2 onzas (56.7 g) y 1 copa de vino tinto mediana, 460 calorías

POSTRES

1 pedazo pequeño de pastel de limón, 420 calorías
7 bolas de helado de limón, 420 calorías
1 vaso de pasitas cubiertas de chocolate, 540 calorías
1 pinta (casi medio litro) de helado, 800 calorías
1 tazón con fresas, moras, frambuesas, zarzamora y crema batida, 100 calorías
1 galleta china de la fortuna, 30 calorías
1 pera horneada con vino tinto, 100 calorías

CHOCOLATES

12 oz. (35.4 cl) de yogur de chocolate, 240 calorías
1 batido de bajas calorías de chocolate, 70 calorías
3 paletas de helado de agua sabor chocolate, 90 calorías
1 taza de chocolate caliente de bajas calorías, 20 calorías
3 besitos de chocolate, 75 calorías

Y ya que andamos en esto, ¿sabe que también engordamos por no leer historia? "¡A'dió! ¿Ahora hay que ir a la escuela para no engordar?" –se estará preguntando–. Si no para eso, por lo menos para que compare. En 1957 una hamburguesa tenía un promedio de 600 calorías. Hoy día, un "combo" de un cuarto de libra con queso y soda, fácilmente alcanza las 1 550 o más. ¿Y qué me dice de las palomitas de maíz o *popcorn* de los cines? En 35 años se han quintuplicado. También en 1957 el tamaño mediano tenía 3 tazas y 170 calorías. Hoy el mediano le da 16 tazas y por lo menos 900 calorías, eso dependiendo del que le ponga la mantequilla.

¡Total, que todo es súper *size*!

¿Qué hago para poner en práctica lo que predico? Sencillo. En todas partes pido la mitad de la porción. Los más preocupados son los dependientes y los meseros que piensan haber oído mal. "Generalmente el cliente pide más."

Así que para la próxima vez, siempre y cuando quiera adelgazar, divida y venza… a la báscula. ¡Y a nadie más!

9. Volviendo al carril

Todo parecía un cuento de hadas. Había bajado 46 libras (casi 21 kilos). Mi vida se recuperaba después de meses a dieta. Vivía en guardia las 24 horas del día esperando el ataque del monstruo. Además, era la brava de la película y tenía la espada desenvainada para responderle, aunque para decir la verdad temblaba al recordar los días pesados de la desintoxicación que sirvieron de escarmiento. Con todo y eso, caí, no una, sino tres veces.

La primera, en Perú en agosto de 2001, con el peligro de que nos cancelaran una entrevista; la segunda, poco después del 11 de septiembre, luego de haber vivido la tragedia de los ataques en Nueva York. La última en febrero de 2002. Tres ocasiones en que si bien la tentación ganó, mi determinación por no ser como antes me sacó adelante. "Un alto en el camino no es el fin de la jornada", me repetí esas tres veces para poco después volver al carril. Mitad fuerza de voluntad, mitad régimen, me encontré nuevamente a merced de mi propia experiencia. Los libros que hablaban de cómo volver al camino no me convencían por la misma razón por la que no creo en las dietas que se encuentran por todos lados. Son libros en inglés y traducidos al español que nada tienen que ver con los hispanos. Un libro que encontré y que hablaba de ayuno con agua y limón durante tres días me puso al borde de ir corriendo a meterme otro atracón. ¡Qué va!

Así que recuperarme fue parte de aprender y de caminar uno a uno los pasos. Esto es como lo que sucede con los rezos. Hace tiempo, cubriendo un reportaje, se me acercó un pastor protestante para darme un libro de oraciones. Luego de escucharlo amablemente le dije que era católica. "No importa, si esto no te hace bien, tampoco te hará mal. Todos los rezos siempre encaminan a Dios." Ojalá y mi experiencia le sirva, aunque le pido que recuerde que *siempre,* en cada persona, las cosas funcionan de manera diferente pero todas tienen un mismo fin: salir del atolladero lo mejor posible y sin el menor daño.

1. La vuelta al carril comienza con un profundo examen de conciencia. ¿Qué sucedió? ¿Por qué? ¿Cómo evitarlo? Pero nada de mentiras ni excusas. ¡Pura verdad, o de nada sirve!

2. En las tres ocasiones no obedecí las señales de mi cuerpo. Largas horas sin alimentos, y cuando el hambre atroz atacó únicamente había comida chatarra a mi alrededor que devoré sin problema alguno. Estando de viaje no compré la provisión de frutas y agua que son fáciles de adquirir en cualquier parte.

3. Fatiga y falta de sueño llevan directamente a la ansiedad por la comida. Hay que dormir la cantidad de tiempo que cada organismo necesita para recuperarse. Durante este periodo de descanso el cerebro archiva la información diaria, tal y como lo hace una computadora para poder seguir funcionando normalmente.

4. La ansiedad por comer ciertas cosas finalmente lo encaminarán al fallo. Es mejor, una vez lograda la meta, probar un poco de la comida o la bebida prohibida (yo le llamo soltar el vapor de una olla de presión), así se evita sucumbir a la tentación. Para enfrentar sus debilidades gastronómicas primero debe identificarlas. Así he dominado el deseo de tomar refrescos ordenando uno al principio de la comida y bebiéndolo con sorbos pequeños. Pasado un rato, el hielo en el vaso ha diluido el azúcar de la soda y el sabor no es el mismo. Poco a poco, con el tiempo también se irá diluyendo la obsesión por beberlo (o comerlo, si se trata de un alimento prohibido).

5. Dejar el ejercicio aumenta los niveles de estrés que desembocarán en angustia y ansiedad por comer. Además de quemar las calorías extra que ingirió, lo liberará de tensiones. Para volver al camino correcto hay que comenzar con el ejercicio.

6. Pesarse diariamente. Para que vea que cada cual se maneja como quiere y no es malo si es sensato. Tengo 17 años pesándome a diario en Francisca – "Pancha" – la báscula mexicana que me ha acompañado por todas mis casas en todo este tiempo. Pancha, ahora ya no

está sola, en 2002 le encontré una compañera. La he llamado Francis porque es americana. Es una báscula antigua que, abandonada en medio de trebejos de una venta de garaje, esperaba quizá terminar como fierro viejo. La rescaté y, agradecida, Francis es, al igual que Pancha, un orgulloso miembro de la familia que me dice si ando bien o mal de peso. En el retorno al régimen hay que pesarse sin ropa y sin reloj, siempre en ayunas al despertarse, y luego de haber ido al baño; eso le mostrará los progresos. Sigo brincando de gusto cuando veo que voy logrando las metas, o por el contrario, se convierten en alarmas que me dicen: "Te estás pasando de la raya".

7. Reconocer cuándo se rompe la dieta en una sola comida, y cuando el equilibrio se ha perdido y hay descontrol para tomar nuevamente las riendas.

8. Romper los esquemas por una sola vez luego de un largo periodo a dieta no es algo peligroso si se vuelve a la normalidad en el próximo alimento. El peligro sobreviene con aquello de que: "Sigo comiendo, al fin y al cabo mañana o el lunes comienzo nuevamente". Ése es el más claro signo del descontrol.

9. Como todo en la vida, las cosas comienzan despacio. La última vez que me puse en el límite del peligro las cosas empezaron desayunando una dona con chocolate. Tal y como expliqué en el capítulo anterior, es algo que puedo hacer por varias razones, entre ellas, mis largas jornadas de trabajo y el ejercicio. Pero ¿qué sucedió? Que una dona, luego de un mes, se había convertido en un desayuno de dos donas, y tres meses después ya eran ¡dos donas y un bagel! El descontrol completo. "No importa, yo hago ejercicio." Lo peor es que me daba cuenta de que estaba engordando y no podía dejar de comer. Más claro: mi mente había ganado la partida. Le tomó un tiempo engañarme, pero me había ganado. Quitar el hábito de las donas requirió del examen de conciencia profundo y la decisión de no más donas de un solo golpe.

10. No olvidar nunca a los saboteadores de dos patas. Los he conocido de varias clases, pero hay uno que no tenía identificado y al que hay que tener presente: el que no necesita ni le importan los alimentos y junto al que pasamos gran parte del tiempo en el trabajo. Aquel que conoce los sacrificios vividos y que siempre tiene lista una excusa que antepone: "Lo siento, pero no tenemos tiempo ni para comer".

A esos seres hay que atacarlos de frente. A ésos hay que preguntarles: "¿Eres mi amigo o amiga o mi compañero y no te importa que vuelva a caer en el precipicio? ¡Pues no comas tú, pero yo sí!". Y busque alimento, porque estar hambreada y enojada es una combinación fatal para cualquier cosa. Y cada vez que tenga que trabajar junto a estos saboteadores, llegue preparada, cargada de comida como si acabara de llegar del mercado.

11. En el otro extremo: confíe en alguien con quien pueda hablar de la situación de descontrol por la que atraviesa y de cómo volver a encaminarse sin que le receten el consabido sermón: "Te lo dije, fulanita, las pastillas sólo crean hábito. Yo sabía que ibas a caer". Un buen amigo en estas circunstancias escucha, apoya y da ánimos al son de "no importa, tú puedes, ya verás".

12. No sólo hay que filosofar. También hay que regresar a un régimen que elimine las toxinas del cuerpo. Vuelvo a ponerlo por escrito. En mi caso, y con sentido común, inicio una dieta sencilla: no panes, postres, dulces, pastas ni sodas. En su lugar, cereal con leche descremada por la mañana y por la noche. Sopa de verduras, pescado y ensalada al mediodía; piña, melón, manzana o papaya picada entre comidas; y por supuesto, mucha agua para limpiar el organismo.

Y al final, cuando el remordimiento por haber caído en la tentación me ataca, me repito constantemente: "Un alto en el camino no es el fin de la jornada. Yo puedo todo. Yo puedo".

10. Poquito... porque es bendito

A Inés Marina Fajardo, mi cuñada, le debe usted este capítulo.

Durante todo un año, cada vez que una receta me ha funcionado y que la mejoro transformándola de una receta regular a una de dieta, siempre le pido que me la transcriba en la computadora para tenerlas listas para este libro. Al cabo de un tiempo las he ido utilizando no sólo en casa, sino cuando mis amigas me piden algunas ideas para comer "sabroso pero no grasoso", dicho sea en verso sin esfuerzo. Resulta que durante los viajes con *Dietas y recetas...* muchas lectoras preguntaban por los platillos, y otras más, dependiendo la ciudad donde me encontraba, no entendían los ingredientes. Y generalmente se armaba la controversia. Si estaba en Miami me preguntaban: ¿qué cosa es el elote? –el maíz. ¿Qué es la calabacita? –el calabacín o zucchini. Por el contrario, si me encontraba en California o Texas, invariablemente escuchaba: ¿qué son las galletas cubanas? ¿Dónde se compran? –son galletas hechas de harina y agua. ¿Y dónde comprarlas? ¡Ahí está el problema! ¡Por supuesto que en cualquier panadería en Miami!

Total, después de escuchar quejas por no entender algunos ingredientes, y luego de que me di cuenta de que aun hablando español estamos en una Torre de Babel donde cada país llama a las cosas de forma diferente, y que era asunto de otro libro encontrar los equivalentes de cada alimento, simplemente decidí no incluir en *Quién dijo que no se puede* ninguna receta. Del pizarrón donde están escritos los capítulos borré el que originalmente estaba dedicado a eso. El grito cubano de Inés Marina me hizo recapacitar:

"¿Cómo? Ven acá. ¿Tú me sales ahora con la bobería ésa de que no vas a poner ninguna receta porque no le entienden aquí y allá? ¡Óyeme, no! Mira que he pasado días juntando las mejores para que ahora, así porque sí, decidas que no lo vas a hacer porque tendrías también que añadir un diccionario de especialidades gastronómicas. ¡Eso no! Chica, mira que estas recetas son sencillas, cualquiera las entiende y están sabrosas. Así que anda, dale al teclado que aquí están."

Con esa dulzura cubana me convenció, y aquí las tiene. Con imaginación, las puede multiplicar porque básicamente las salsas como la del sofrito se emplean en todo tipo de comidas, únicamente cambia la proteína que es al gusto. No son muchas, porque como decimos en Veracruz, México: "Poquitas porque son benditas".

Son una probadita.

HAMBURGUESONES A LA PARRILLA

Ingredientes

Carne molida de res sin grasa

1 cebolla finamente picada

1 cucharadita de ajo finamente picado

1/2 taza de perejil finamente picado

2 cucharaditas de mostaza regular

1 cucharadita de sazón con naranja agria

Sal y pimienta al gusto

1 huevo (*roam free*) para unir la mezcla

Preparación

▸ Mezclar todos los ingredientes hasta que estén completamente integrados y formen una masa uniforme.

▸ Hacer los bisteces en forma de una hamburguesa alargada (porción individual) de media pulgada (poco más de 1 cm) de grosor.

▸ Cocinarlos a la parrilla o en una sartén de teflón (de las especiales para hacer carne a la parrilla) y rociarla con aceite en spray.

Nota: acompañan este plato con las siguientes ensaladas:

ENSALADA DE COL REBANADA

Ingredientes
1 col
1 cebolla grande (blanca o morada)
Sal, pimienta, vinagre balsámico o gotas de limón
Aceite de oliva.

Preparación
▶ Rebanar la col muy delgada con una cebolla también rebanada finamente y aderezada con sal, vinagre balsámico o, en su lugar, gotas de limón y una cucharadita de aceite de oliva.

▶ Refrigerarla por lo menos durante una hora antes de comerla para que sepa mejor.

ENSALADA DE TOMATE Y CEBOLLA

Ingredientes
Tomates maduros rebanados
Cebolla blanca o morada rebanada
Vinagre balsámico
2 cucharaditas de aceite de oliva
Hierbas italianas mezcladas
Sal al gusto

Preparación
▶ Colocar las rebanadas de tomate y cebolla en una ensaladera plana.

▶ Rociar aceite de oliva y vinagre balsámico; condimentar con hierbas y sal y cubrir.

▶ Refrigerar por lo menos una hora antes de la comida. (Puede prepararla un día antes, o por la mañana, para que sepa mejor.) Si sobra, puede usarse para un almuerzo en un sandwich, con una rebanada de queso bajo en grasa; está muy de moda.

BISTECITOS EN RAJAS

Ingredientes

3 bisteces de palomilla limpios de grasa y cortados en finísimas tiras (para hacer las tiras más cortas se parten los bisteces a la mitad y luego se rebanan)

1 lata de tomates pelados y aplastados (*peeled & crushed*) preparados de acuerdo al "Sofrito básico a la Collins" (ver receta en la pág. 85)

2 pimientos morrones frescos verdes (ajíes) cortados en tiritas finas

1 cebolla blanca en tiritas delgadísimas

1/2 taza de perejil italiano finamente picado

1 cucharadita de ajo picado

4 cucharadas de aceite de oliva

2 cucharadas de salsa de soya baja en sal

Preparación

▶ En una sartén con dos cucharadas de aceite de oliva saltear los pimientos morrones y las cebollas rebanadas hasta que estén transparentes.

▶ Retirarlos del fuego.

▶ Saltear los bisteces en otra sartén, con el aceite de oliva restante.

▶ Cuando estén cocidos sin que la carne se vea roja, mezclarlos con la cebolla y los pimientos morrones, el sofrito Collins, el ajo y el perejil, revolverlos, taparlos y esperar a que den un hervor.

▶ Revisar el líquido. Si está muy espeso, añadir un poco de consomé de res enlatado, y finalmente sazonarlo con salsa de soya.

▶ Verificar la sal y de ser necesario añadir poquita.

Nota: servir este platillo acompañado de una papa hervida o una ración de arroz (del que se hierve dentro de una bolsa de plástico y no necesita grasa), siempre y cuando se coma antes de las seis de la tarde.

PESCADO A LA VERACRUZANA

Ingredientes

Filetes de pescado en porción para cada persona (yo uso cherna y procuro que sea lo más blanco porque lo oscuro es aceite y sabe muy fuerte)

Papel aluminio grueso para envolver cada ración

Sofrito Collins suficiente para cada ración

Una rebanada de queso amarillo (americano) por filete

Preparación

▶ Cortar el papel aluminio en rectángulos de buen tamaño con espacio para cerrar y sellar.

▶ Poner una cucharada del sofrito encima el filete de pescado, añadirle un poco más de salsa, y finalmente poner las rajas de pimientos y una rebanada de queso amarillo, desmenuzado.

▶ Sellar el papel aluminio enrollando las orillas hasta que quede bien cerrado.

▶ Poner en una bandeja de hornear los paquetes y cocerlos en el horno previamente calentado a 350 grados, durante unos quince minutos.

▶ Servir directamente al plato.

Nota: el complemento ideal es una ración de arroz hervido.

SOFRITO BÁSICO A LA COLLINS

Ingredientes

1 lata de tomate (*crushed & peeled*)

1 cebolla finamente picada

1 cucharadita de ajo picado

1/2 taza de perejil picado

1 cucharadita de alcaparras finamente picadas

1 cucharada de aceite de oliva

1/2 cucharadita de consomé de pollo granulado

1 frasco de ajíes o pimientos morrones en rajas

Sal y pimienta al gusto

Preparación

▶ En una sartén saltear la cucharadita de aceite de oliva y la cebolla. Cuando la cebolla está transparente, añadir ajo, alcaparras y seguir sofriendo.

▶ Añadir el tomate y el perejil picado.

▶ Sazonar con el consomé de pollo en polvo, sal y pimienta al gusto.

▶ Tapar y dejar hervir hasta que tome consistencia de sofrito; si se reseca, añadir un poco de agua.

ROLLITOS DE COL

Ingredientes

8 hojas de col grandes

2 cucharadas de aceite de oliva

1/2 cebolla picadita

1 libra (450 gr) de carne de res molida (sin grasa)

2 cucharadas de perejil lavado y picado

3 hojitas de laurel

2 cucharadas de puré de tomate

1 tomate picado sin piel ni semillas

Sal y pimienta al gusto

2 tazas del sofrito Collins

Alcaparras y pasitas al gusto

Preparación

▶ Cortar en rectángulos las hojas de col, meterlas en agua hirviendo con sal durante un minuto y dejar enfriar.

▶ Calentar el aceite y acitronar la cebolla, añadir el sofrito Collins y preparar un picadillo.

▶ Rellenar las hojas de col, colocarlas en un molde refractario y hornear 300° a durante 15 minutos.

▶ Servir las hojas rellenas bañadas con caldillo de tomate caliente.

▶ Acompañar con arroz blanco hervido.

PASTA CON BRÓCOLI

Ingredientes

Pasta (penne o fussili)

Sal, al gusto

Tomillo

1 cucharada de aceite

1 manojo de brócoli

1 zanahoria rebanada diagonalmente

1 calabacita (*zucchini*) rebanada

1/2 taza de pimientos rojos en tiras

1/2 taza de pimientos amarillos en tiras .

1/2 taza de chícharos (*petit pois*)

3 cucharadas de aceite de oliva

3 cucharadas de vinagre balsámico

1 pizca de orégano

1 cucharada de albahaca picada

2 cucharadas de queso parmesano fresco, rallado

Preparación

❯ Hervir la pasta con sal, laurel y una cucharada de aceite hasta que esté cocida "al dente", es decir, que al morderla ni esté dura ni se deshaga.

❯ Cocer al vapor todas las verduras.

❯ Mezclar aceite con vinagre, orégano, albahaca y sal en un recipiente.

❯ Colocar la pasta cocida y agregar la verdura y el aderezo.

❯ Servir con queso rallado.

TOMATES RELLENOS DE ARROZ CON ATÚN

Ingredientes

4 tazas de arroz cocido

1 taza de atún desmenuzado (también puede utilizar salmón ahumado picado, dependiendo de su presupuesto)

1 pepino picado (previamente aderezado con limón y sal y enfriado en el refrigerador)

1/4 taza de vinagre balsámico

3 cucharadas de jugo de limón

2 cucharadas de perejil y cilantro picados y mezclados

1 cucharada de aceite de oliva

Sal y pimienta al gusto

Lechuga escarola o francesa, lavada y desinfectada

4 tomates grandes y firmes, pero maduros

Preparación

▶ Combinar el arroz con el atún o salmón y el pepino.

▶ Mezclar vinagre con jugo de limón, hierbas de olor, aceite, sal y pimienta.

▶ Decorar el plato con lechuga.

▶ Cortar la tapa a cada jitomate, quitar las semillas y rellenar con el arroz preparado.

▶ Verter encima el aderezo.

ENSALADA DE ESPINACAS CON FRESAS REBANADAS

Ingredientes

3 manojos de espinacas lavadas

1 1/2 tazas de fresas lavadas y rebanadas (se pueden sustituir con mango fresco o bien utilizar ambas frutas)

1/4 taza de almendras rebanadas

Aderezo bajo en calorías, al gusto

Preparación

▶ Mezclar las espinacas y las fresas.

▶ Espolvorear almendras.

▶ Servir en frío, con el aderezo por separado para usar la menor cantidad posible.

Nota: esta ensalada es riquísima para acompañar carne o pollo a la parrilla o pescado y mariscos. Es una de mis favoritas, especialmente con una probadita de aderezo de mostaza y miel.

SOPA DE VERDURAS Y DE DIETA

Recuerda que la sopa siempre llena y engaña al estómago. ¡¡NO FALLA!!
Para todas las sopas de champiñones, calabacita (zucchini), calabaza amari-
lla, papa y lentejas, ésta es la receta básica, sólo cambia el vegetal.

Ingredientes

2 cajitas de la verdura de su elección fresca y rebanada

2 hojas de laurel

1/2 taza de cebolla picada

Sal y pimienta al gusto

1 1/2 litro de leche descremada (o 2% o *fat free,* dependiendo el gusto)

1 taza de leche evaporada (*low fat*)

Aceite en aerosol

1/4 taza de cilantro finamente picado

Preparación

▶ Colocar en una cacerola la verdura, cebolla, sal y pimienta.

▶ Tapar y cocinar a fuego mediano hasta que la verdura se cueza.

▶ Licuar con leche fresca, evaporada y cilantro; posteriormente, en una cacerola con
un poquito de aceite de oliva, dejar hervir.

▶ Verificar la sazón y añadir sal al gusto.

POLLO AL VINO

Ingredientes

Piezas de pollo al gusto

2 o 3 manojos de *shallots* o cebollas de rabo verde

1/2 taza de pimientos morrones en tiras

1/2 taza de tomate pelados y aplastados (*peeled & crushed*)

1/2 taza de vino blanco

1 lata chica de champiñones

1/2 taza de perejil y cilantro mezclado y finamente picado

Sal y pimienta al gusto

Preparación

▶ Rociar una cacerola con aceite en aerosol y freír el pollo.

▶ Retirar y sofreír las cebollitas y los pimientos.

▶ Eliminar el exceso de grasa con una servilleta de papel.

▶ Agregar puré de tomate y dejar sazonar.

▶ Añadir el resto de los ingredientes y un poco de caldo de pollo; verificar la sazón.

▶ Tapar la olla y cocinar durante 20 minutos o hasta que el pollo esté cocido.

¡Buen provecho!

11. El sabor del mes

Haga memoria y piense si no ha vivido esto:

Plácidamente descansa viendo la televisión cuando escucha la noticia del último descubrimiento médico. Como en los noticieros no somos tontos y queremos que siga con nosotros, generalmente, antes de irnos al corte comercial, le damos un adelanto para que no se mueva de donde está y no se pierda la noticia:

"¿Tiene sobrepeso y quiere saber qué cosa que come a diario es causante de sus problemas? Quédese con nosotros, volvemos y le informamos..."

Y usted ahí se queda. Está que se come las uñas, le dice a los niños que no la molesten, no contesta el teléfono y espera el momento en que volvemos y, finalmente, le damos a conocer el "último grito de la moda". El resultado de años y años de estudios de un grupo de científicos que observan la obesidad.

"Comer chocolate no es malo para quienes están a dieta, por el contrario, reduce el estrés y aumenta los niveles de serotonina en el cuerpo haciéndonos sentir en calma."

Seguramente, usted se pregunta: "¿Y ahora? ¿Se volvieron locos? Si apenas la semana pasada dijeron que los chocolates eran lo más malo del mundo y salí más que disparada al refrigerador y a la alacena a botar los que encontré. ¿Y ahora qué hago? Hoy son los chocolates, hace un mes el vino, hace dos semanas la margarina y la mantequilla. ¿En qué quedamos, pues?".

Eso mismo me he preguntado decenas de ocasiones: ¿en qué quedamos? Y lo cierto es que a esto le llamo, en palabras claras, "el sabor del mes" (en inglés le llaman *flavor of the month*), tal y como si entrara en una heladería y preguntara por el sabor del helado más popular durante cuatro semanas. En el caso de las dietas y los productos para adelgazar la situación es la misma. Cada mes sale algo nuevo, es decir, "la nueva moda para adelgazar".

Cada vez que en los anuncios de dietas, para convencernos, veo a las flacas que fueron gordas y que anuncian tal o cual pastilla que las puso como sílfides, no me da risa, me insulta, porque siguen pensando que los gordos, además de gordos, somos tontos y nos tienen que estafar. ¿Quién demonios no piensa en que con tanta tecnología, cualquiera puede hacer un montaje fotográfico para engañarnos y vendernos ilusiones? Si es un aparato para reducir grasa o perder peso, yo misma he caído una y mil veces en la trampa y los he comprado. Esto únicamente daña el bolsillo y bueno, allá una, por tonta. Pero lo peor es lo que sucede cada día más: la infinidad de pastillas que "anunciadas como naturales" pueden tener graves consecuencias.

Me he cansado de ver a amigas y compañeras del trabajo con el bote de plástico blanco "maravillosamente natural", el adelgazante de moda, el que les acelera el metabolismo, ¿y tú ves?, *super healthy*, me han contestado todas. "Son puras hierbitas y ésas no hacen daño, ¡ay!, es que a mí me da miedo tomar pastillas de doctor porque tienen mucha química."

Otras, visiblemente gordas sin control, pero queriendo hacer el cuento del rey Salomón, me ponen la más angelical de las excusas: "Mira, cuando te veo tomando tus pastillas recetadas me da miedo. Yo prefiero éstas que han hecho rebajar tanto a tantas. Además, las compré en una tienda naturista. Así es como voy a intentar perder peso. Mi marido no quiere que tome otras porque estamos intentando tener niños y éstas no son químicas, son naturistas... no hacen daño".

Sí, cómo no.

Yo quisiera saber si ellas, o quien les dice semejante cosa, no entienden que "natural" no necesariamente significa sano e inofensivo. Son cosas tan lejanas como América y la Gran Muralla China. Me he cansado de repetir esto y de darme cuenta de que lo que falta es sentido común. Gloria Hincapié, la escultora de cuerpos de la que hablo en un capítulo, tiene otra teoría tan válida que haría palidecer a un filósofo existencial: "Todo eso es un espejismo que calma la ansiedad por rebajar sin esfuerzo y sin sacrificio, algo muy común entre los obesos en completo estado de negación".

Gloria Hincapié dice bien. Pero hay más: en ninguna tienda en la cual venden esos productos hay una garantía DE LA TIENDA, así de grande, ninguna garantía que le dé el comerciante y que asegure que el producto no produce efectos secundarios dañinos. Legalmente, no tienen responsabilidad, y si hay alguna que fincar, eso le corresponde al fabricante. Todo eso está en las letritas más que chiquititas que nunca leemos o porque no queremos perder tiempo o porque no podemos, porque la edad nos hace cada día más miopes.

Así que usted se va a casa con el fregado bote de pastillas que hasta cree que es "vitaminizado" (la palabrita no existe en el diccionario pero me gustó por escandalosa) y, sin leer en algún párrafo escondido: "los resultados varían de acuerdo a la persona", cree que por arte de magia el producto en cuestión la va a hacer esbelta y maravillosa. Y nada.

Al poco tiempo, decepcionada, lo deja en el más completo silencio para no reconocer el fracaso. Si le fue bien –como a mí me ha pasado– cuando se sintió nerviosa o con palpitaciones, las dejó de tomar botándolas al inodoro para que no hagan mal a nadie. Pero no todos tienen tanta suerte. Son aquellos que enferman y cuyos casos se han hecho públicos, quienes han provocado los cuestionamientos. Las cosas se ponen mucho peor aún, si al cabo de un tiempo del maravilloso producto en el mercado, la FDA, la agencia norteamericana de medicinas y alimentos encargada de aprobar todo lo que comemos en Estados Unidos, hace los titulares noticiosos: "El producto del bote tal, o los batidos nutricionales de la marca cual no han llenado los requisitos de darnos información sobre los efectos dañinos que producen y podrían ser causantes de algunas muertes que están en estudio".

¡En la torre, y yo que me tomé quién sabe cuántas! Más de tres veces me han puesto a temblar. Y a usted... ¿cuántas?

Por ello, este sermón que me estoy reventando. Para que piense antes de tomar algo que no es recetado por un profesional y que esté avalado además por un laboratorio médico con experiencia. Hay hierbas, y eso lo sabe cualquiera, que son dañinas aunque sean hierbas, y hay sustancias que siendo químicas son benéficas para un problema en especial. La FDA se encuentra investigando decenas de medicinas para adelgazar a base de hierbas supuestamente "chinas" y que producen daños al sistema digestivo y en especial a los intestinos.

Quiero que recapacite sobre algo y se lo enumero para que me entienda mejor.

1. *Todo*, absolutamente *todo* lo que ingerimos es filtrado por el hígado y los riñones. De éstos sólo tenemos un juego. Con ese equipo venimos al nacer. *No hay de repuesto* a menos de que esté en la larga fila que espera un trasplante.
2. Hígado y riñones son, por lo tanto, los más perjudicados por dietas o medicinas de moda. ¿Vale la pena que arriesgue los suyos?
3. De lo que escuche y quiera tomar, haga un examen de conciencia tan profundo como si fuera a hacer su primera comunión. ¿Dónde lo venden? ¿Quién lo receta? ¿Hay garantías? ¿Qué ofrece sin el menor esfuerzo?
4. Tómese el tiempo para leer las etiquetas. Lea bien las letras chiquititas, ahí está el problema o la solución.
5. Cada persona es distinta. Lo que a mí médicamente me sirve, es probable que no funcione en otra persona, de ahí la importancia de la recomendación de un médico.

No hay nada más triste que una persona con diálisis luchando por su vida. Pero no hay nada más estúpidamente imperdonable que esa diálisis o esa espera de un trasplante se deba a que uno mismo se provocó el problema por hacer lo indebido abusando de su cuerpo. No se vale. Por eso hay que andar con el ojo atento. Cuando le informen de tal o cual nueva maravilla para la dieta, escúchelo, digiéralo, guárdelo como fuente de información. Y si le dicen: "Mira, estas pastillas te dan una energía enorme, te aceleran el metabolismo, fulanita o zutano han perdido tanto peso", diga lo que yo: "No gracias, hígado y riñones sólo tengo uno y no son para experimento de nadie". ¿Energía? ¡La mía! Lograda con la constancia de un régimen de ejercicios y una buena alimentación. Eso es lo único que funciona.

Para tomar el sabor del mes, voy y me compro un helado. Y ¡ya!

12. Cara y cuerpo sólo hay unos

Sucede a menudo.

Cada vez que escucho algo semejante me da rabia porque siempre hay quienes sin importar advertencias ni temores, caen en la trampa al precio que sea. Me refiero a los pacientes de seudo cirujanos plásticos, que a costa de la vanidad, a bajo precio, buscan composturas y quedan desfigurados para siempre.

Hace un tiempo, a productores y reporteros del programa de investigación *Aquí y Ahora*, para el que también trabajo como corresponsal principal, nos llegaron casos dramáticos por culpa de un médico, en este caso, una doctora que desfiguró a decenas de personas con inyecciones supuestamente de colágeno y Botox. El Botox es la aplicación benigna y médica de la bacteria que produce el mortal botulismo, pero que en pequeñas dosis inyectadas directamente en una zona de la cara, borra las arrugas de inmediato, paralizando temporalmente el músculo.

La doctora en cuestión aseguraba inyectar esa sustancia, aunque en realidad se trataba de un preparado a base de polímero que es un derivado del plástico y los silicones. En el cuerpo de los pacientes las secuelas eran terribles. Piernas, abdómenes, cuellos y caras deformadas para siempre por los tratamientos. De inmediato nos pusimos a investigar para hacer el reportaje. Poco duró el suspenso.

Esa misma noche, al llegar a casa, el noticiero de Joaquín López-Dóriga desde México tenía como titular la noticia de que la seudo médica había sido aprehendida en la ciudad de Guadalajara donde tenía su práctica. Nada más de verla me quedé paralizada y más rabia me dio con las víctimas. ¡Cómo es posible que con el aspecto de la mujer no salieran corriendo! Me aterré de ver su rostro en la televisión, deforme por las sustancias que ella misma se inyectó. Presa y con un largo proceso judicial pendiente, la supuesta doctora asegura que no forzó a nadie a sus tratamientos y que la gente fue ahí simplemente porque quiso.

Yo no tengo ningún problema en aceptar que me he hecho algunos arreglos de cirugía plástica y que utilizo colágeno y Botox hace por lo menos ocho años. Pero siempre con un profesional. A Carlos Wolf, uno de los más conocidos especialistas en cirugía plástica facial de Estados Unidos, he encomendado la responsabilidad de la única cara que tengo. En los últimos tiempos, cuando le pregunto por una "levantadita" en el rostro, invariablemente su respuesta es: ¡No!

"Eso es lo que los médicos debemos decir a menudo. El médico no sólo tiene la responsabilidad en una cirugía; también la tiene el paciente. Por eso, el paciente debe escuchar e identificar cuándo lo que le dice el doctor presagia una serie de problemas. Un cirujano con ética y responsabilidad sabe decir NO cuando el paciente quiere algo que el médico no puede lograr. En mi caso, siempre evalúo los riesgos y me pregunto si el beneficio que voy a lograr para el paciente es mayor que el riesgo de hacerle una cirugía."

¿Y cómo darse cuenta de las deficiencias? Estamos inundados de ofertas médicas, de "paquetes especiales" que nos llevan a buscar aquella promesa de la eterna juventud, especialmente cuando la tentación viene envuelta en palabras: hay que hacerse la cirugía cuando aún no hace falta.

Hay signos inequívocos. Si un médico se muestra defensivo ante las preguntas del paciente, no es buen augurio. El médico debe ser claro con las posibilidades y los riesgos. También debe ofrecer la oportunidad de que si algo saliera mal, va a arreglarlo, porque hay médicos que ante un problema dan pretextos para no seguir viendo al paciente y lo abandonan a su suerte. Otro punto importante en el momento de escoger al cirujano plástico es estar atento a que éste le prometa "dejarlo como estrella de cine"; eso no funciona. Cualquier médico sabe que cirugía es cirugía y que significa riesgo. Y hay más señales de peligro:

Un paciente no debe acudir a un consultorio donde, de primera impresión, desconfía del médico, porque en la eventualidad de un problema, seguramente va a desconfiar mucho más y la solución, en esas circunstancias, será complicada. El problema de los desastres que estamos conociendo más a menudo es que la cirugía ha sido mostrada en forma irreal como glamorosa y sencilla, semejante a entrar fea a un quirófano y salir bella. Eso no existe. No es verdad.

Lo que sí es verdad es que a diario, casi por todos lados, hasta en salones de belleza, comienzan a aplicar las inyecciones de Botox, dándole poderes hasta de deshacer bloques de celulitis. El doctor Wolf asegura que el Botox debe ser aplicado por un especialista que conoce los músculos faciales, y de quien se esté seguro que lo que pone es eso y no sustancias adulteradas como son los polímeros plásticos o silicones, a menudo rechazados por el cuerpo, y que producen deformidades y abultamientos.

El Botox no trabaja sobre la celulitis, eso es mentira. Tampoco logra disolver la grasa. Que en cualquier lugar inyecten estas cosas con ése u otro fin, simplemente es la receta para el desastre. La razón principal de que la gente busque procedimientos temporales que sean baratos, o cirugías en sitios que se anuncian como baratos, es económica. Lo que no ven es el riesgo como algo primordial. Una mala cirugía cuesta la vida. Una mala cirugía también puede costar, en dinero, tres veces más en un sitio barato porque, luego del fracaso, hay que componer lo dañado en otro lugar y al costo que sea.

Las víctimas más frecuentes de cirugías mal hechas son los pacientes que han reducido peso y que buscan cortar el exceso de piel que cuelga, y quienes buscan una solución rápida sin importar las secuelas.

A todos esos pacientes pidiendo la reducción de epidermis les digo que si sufrieron tanto en el proceso de perder peso, y están poniendo todas sus energías en componerse el cuerpo, entonces no deshagan todo escogiendo a un mal especialista.

De cirugía plástica se debe hablar cuando ha pasado el periodo de reducción de peso. De errores por negligencia médica en este campo se debe de hablar sin importar la condición económica. ¿Sabe por qué? Porque los más vulnerables son los que menos dinero tienen para someterse a composturas estéticas que se ofrecen fácilmente y que ellos necesitan desesperadamente.

¿Anda en busca de componerse con cirugía plástica? Haga lo mismo que cuando compra un auto nuevo. Busque opciones, hable de precios con el médico, pida garantías, solicite que le expliquen las ventajas, que le muestren los certificados de que están autorizados para ejercer donde usted vive.

¡Pero hágalo, por favor! No se convierta en un entrevistado más, de los que casi a diario, mostrando cara y cuerpos deformes por errores quirúrgicos, salen llorando en la televisión.

A diferencia de un auto que es un objeto que se puede cambiar si no sirve... cara y cuerpo sólo tenemos uno. ¡Por Dios!

13. No es fácil, mi "hemana", no es fácil

Hace años que Patsy Loris, productora ejecutiva del *Noticiero Univisión*, preside lo que llamo "el comité de la ley del de junto", es decir, todos aquellos seres buenos, siempre al lado de quienes deciden un cambio. Ellos no sólo apoyan las 24 horas del día el esfuerzo, sino que también están al tanto de los últimos adelantos científicos alrededor del asunto. Estos personajes tienen una característica más: gozan de credibilidad porque predican con el ejemplo. Cuando pensé en escribir *Quién dijo que no se puede*, yo sabía que debía incluir a estos personajes que realizan modernas odiseas, imposibles para otros.

Yo misma, hasta el día de hoy, pienso mal del ejercicio que se hace en un gimnasio, en parte porque he tenido terribles experiencias, porque para lograr algo se requiere de una gran voluntad contra viento y marea. Ése es el caso de Patsy Loris.

Este capítulo es la lección que nos dan todos los que, como Patsy, hace años que terminaron con las excusas y la pereza. Por ellos acabó aquello de "no tengo tiempo de nada", "termino taaan cansada de trabajar que no puedo dar un paso", "salgo muy noche de la oficina ¿y, a esa hora, meterme a un gimnasio? ¡Ni loca!".

Lea bien. Hay noches (y por noches me refiero a las diez o diez y media) en que he necesitado localizarla por cuestiones de trabajo. Usualmente contesta sofocada. Al principio pensé que le estaba dando un ataque cardíaco. A punto de llamar yo al 911, me informó que estaba haciendo ejercicio cardiovascular y que había comenzado las sesiones en un gimnasio. ¿A esa hora, cuando llega normalmente a trabajar a las diez de la maña- na, sale después de las ocho y maneja 45 minutos de la oficina a su casa?

Tal y como se lo cuento. Tiene en eso más de dos años, noche por noche, cinco días a la semana.

"Me daba mucha flojera, decía, ¡qué horror!, total, que me parecía una meta imposible de lograr. Al principio es muy difícil porque el resultado no se ve dos días sino seis meses después, cuando te miras al espejo y notas los músculos que nunca pensaste tener y te ves bonita y te gustas a ti misma y te dan más ganas de seguir. Yo hago entrenamiento de pesas para luchar con- tra la gravedad. Hago una hora de ejercicio cardiovascular cuatro o cinco veces por semana.

"Además, después de tener un día de trabajo con estrés, te das cuenta de que el ejercicio es una forma de soltar las tensiones. En este tiempo he pasado por todas las etapas, desde lo feo y molesto de tener que hacerlo hasta el gusto por hacerlo. En dos años he aprendido a disfrutarlo. Es el momento en que pienso en lo que necesito hacer el próximo día, en el que leo lo que no puedo a otra hora. He hecho de este momento algo muy privado que busco y guardo."

Al final, lo único que queda es que todo se puede hacer en la vida, siempre que se quiera hacer.

Así de sencillo.

Patsy es el ejemplo para las mujeres jóvenes, pero habrá quien diga "yo tengo más de 45", o quien tenga 59 o más años y "eso del ejercicio ya no es para mí". Pues quédese con la boca abierta, porque si Emelina, la físicoculturista de Nueva Orleáns, a los 61 años, vive como muy pocas jóve- nes de 25, Sandra Miles, una empleada de la librería Barnes & Noble, en Miami, a quien hace años conocí, me ha dejado con la boca abierta. A los 60 años, Sandra pone el ejemplo a cualquiera. En lugar de pagarse unas vacaciones por el mundo con la excusa de querer viajar, emplea ese dinero en pagar un entrenador tres veces por semana. Tiene los músculos de una muchacha de 20 años. Viuda desde hace ocho, y sin hijos, decidió no tirarse a la autoconmiseración y convertirse en una viuda obesa.

"Cuando mi esposo murió, me di cuenta de que sólo quedaba yo para cuidarme. Así que decidí hacer lo que en mi juventud no pude. Tres veces por semana entreno, todos los días hago bicicleta estacionaria durante me- dia hora antes de ir al trabajo, y cuando estoy en el gimnasio ni siquiera pierdo el tiempo saludando a nadie. Únicamente hago mi rutina sin perder la concentración. Todo este tiempo dedicado a mí me ha enseñado a cuidarme, a tener mejor calidad de vida, a estar a gusto conmigo misma y, sobre todo, a saber que la clave para no engordar es una: ejercicio y dieta. Y ya."

Con estos dos ejemplos se cubre cualquier duda. Yo, por mi parte, sé que dieta sin ejercicio no funciona y sigo caminando por lo menos veinte minutos diarios cinco veces por semana. De este tiempo hago también el momento más privado que tengo conmigo misma. ¿Quiere verdaderamente adelgazar? Piense que las cantidades de calorías en las comidas son desproporcionadas con el número de esas mismas calorías que el cuerpo humano puede quemar y que ahí comienza la obesidad. La única forma de desechar ese exceso calórico en el cuerpo es a través del ejercicio. Y para hacerlo bastan sólo ganas y un momento, hasta en la misma oficina.

De los cubanos del exilio de Miami he aprendido muchas cosas a lo largo de diez años viviendo entre ellos. Me encanta su filosofía y sus dichos callejeros. De hecho, con dos solucionan la vida. Cuando dicen: "No es fácil, mi 'hemana', no es fácil", es algo que por alguna razón han intentado y siguen intentando para no darse por vencidos. Así es esto del ejercicio para adelgazar, y para que se le haga más fácil comenzar o seguir con un plan de ejercicio, aquí hay algunas sugerencias:

1. Caminar rápido y diariamente durante veinte minutos es la solución para evitar citas con el siquiatra. Aclara la mente y el espíritu.
2. Al caminar mueva los brazos en un ángulo de 90 grados, lo que le dará el mismo beneficio que si estuviera utilizando pesas sin el peligro de que se lastime un músculo.
3. Camine siempre apretando los glúteos, con la cabeza en alto y los ojos en el horizonte.
4. Motívese anotando la cantidad de ejercicio que hace. (En el capítulo titulado "El diario de la conciencia" encontrará el modelo de hoja para hacer las anotaciones como yo lo hago a diario.)
5. Para seguir haciendo cualquier ejercicio, especialmente caminar, hace falta un compañero, no necesariamente sentimental sino deportivo. Siempre he pensado que es la mejor forma de hacer ejercicio. Para matar el tedio, hay que ser como pastilla para la gripe: dos y se toman juntas.
6. Para comenzar, hay que engañar al saboteador del cerebro. Yo caminaba al principio diez minutos, en cualquier momento me ponía

los tenis y sin pensarlo me iba, a los diez minutos me forzaba a otros diez, y cuando tenía los veinte, luego de pasado un mes, ya hacía una tercera vuelta de otros diez que daban un total de treinta minutos.

7. Para cambiar la rutina diaria en el trabajo, si le es posible, salga de la oficina durante quince minutos para dar una vuelta a la manzana o al estacionamiento de su oficina. Se sorprenderá de cómo hay gente que hace lo mismo que usted. Para caminar con mayor seguridad, yo escojo los centros comerciales y les doy la vuelta. Son grandísimos y si los ve mientras camina... mucho mejor, con la ventaja de que a lo único que dañan es a las calorías que le producen grasa y no a su bolsillo.

8. Hay que tener un muy buen par de tenis de los que están hechos especialmente para caminar o correr. Esto es esencial para no fallar. Una vez que pruebe la diferencia entre los que usa a diario y éstos, enloquecerá de gusto y le darán más ganas de ejercitarse.

9. Responda dos preguntas: ¿realmente quiero comenzar? y ¿qué estoy dispuesta a dar para lograr mi meta? Por mi propia experiencia sé que cuando he fallado es porque no tenía clara ninguna de esas dos preguntas, de modo que cuando la fatiga ataca o la pereza evita cumplir con la cita hay que recordar que la respuesta a esas dos cuestiones es lo que da fuerza para continuar.

10. ¿Ha fallado anteriormente? ¿Por eso cree que el ejercicio no va con usted?

Ése es un pretexto. Si realmente quiere hacerlo, déle a su cuerpo otra oportunidad. Recuerde que todo se puede volver a comenzar... siempre que uno esté con vida.

Aquí es donde viene el segundo dicho que me encanta de los cubanos. Cuando me veo en el espejo y me gusta como luzco, o cuando conozco historias como las de Patsy Loris o Sandra Miles que representan a miles de mujeres que trabajan muy fuerte para salir adelante, es cuando pienso que el sacrificio y la dedicación por el ejercicio valen la pena. Dicho sea en cubano: "Es ver-dad, mi 'hemana', es ver-dad".

14. Como chorizo de Toluca

La foto de la gordita simpaticona parece recibirme sonriendo cada vez que me ve entrar por los pasillos del Canal 66 de Univisión, en Chicago. Con su traje sastre verde y esa camisa morada, un prendedor del tamaño del mundo, y una sonrisota con la que trata de disimular la papada, parece decirme muchas cosas. Hace un año le presumí de lo bien que me veía con 46 libras (casi 21 kilos) menos. Quizá entonces pensó: "Sí, cómo no, tú verás que vuelves a engordar".

Un año después me la encontré nuevamente en el mismo sitio al ir a ver a Bert, a las dos Claudias González, a Luisa, es decir, a mi familia de Univisión Chicago. Claudia Amalia, que me acompañaba por el pasillo, sabía que iría nuevamente a ver a la "gordita" y no erró. Me le volví a topar de frente y sé que no pudo hacer nada, sino admirarse de lo bien que me he conservado y de lo que le dije: "Ojalá pudieras ser la versión hispana del retrato de Dorian Gray, para que te quedes así por siempre y yo siga estando como soy".

A esa gordita simpaticona puedo hablarle así porque soy yo misma.

Es mi foto tal y como lucía hace diez años, en 1992. Mi reacción en la primera visita fue pedir que la quitaran porque ¡horror!, ésa ya no era yo. Claudia Amalia y Claudia González, un año después, fueron testigos de lo contrario. ¡De que no quiero que la quiten! Esa foto tiene utilidad práctica. No sólo me sirve a mí, le sirve a quien la vea y de inmediato relacione el cambio y el esfuerzo que puede lograr *cualquiera* con sólo querer hacerlo. ¿Por qué no? ¿Acaso soy marciana?

Pero las cosas no son tan sencillas para todos y mi apariencia, ya no tan nueva porque tengo así dos años, sigue levantado otras dudas. ¿Se hizo cirugía? ¿Se recortó el cuello? Sí, me he hecho composturas, pero no en esta ocasión. Ahora ha sido asunto de amasar y amasar la grasa con Gloria Hincapié, quien de no haberse dedicado al oficio de "escultora de cuerpos" bien podría trabajar en una fábrica empacadora de chorizos de Toluca por la forma y la fuerza con la que sus manos llevan y empujan los bloques grasosos. Gloria deshace lo acumulado con el tiempo en los peores lugares, cuello, papada, morrillo, espalda, con una técnica que ella y Ángel, su esposo, crearon hace 23 años. Allá en su natal Colombia, se dedicaban a modelar los cuerpos de las reinas de belleza, convirtiendo cinturas cuadradas en unas de concurso.

"Aquí no hay nada que no sean manos, fuerza y conocimiento. No creo en los aparatos ni en los nudillos de las manos ni en los pellizcos. Ni creo que un masaje profundo produzca moretones o derrames al manipular piel y grasa. Tengo fe –dice la escultora de cuerpos– porque sé que a la mano no puede reemplazarla ninguna máquina. Hay grasas metidas dentro del mismo músculo, donde sólo la mano llega, ahí no puede entrar ni máquina ni cirujano plástico."

Los masajes profundos dan al paciente la oportunidad de cantar ahí, en plena sesión, unos tres corridos mexicanos al grito pelado de ¡Ay! y más ¡Ay! Al escucharme, Gloria ríe sin hacer el menor caso y sin temor de que los clientes huyan despavoridos creyendo que se trata de una cámara de tortura que maneja las extremidades como si rellenara una butifarra catalana.

Mientras mis brazos iban recuperando forma, comprobé algo que me preocupaba: una cosa es bajar de peso, y otra diferente es moldear el cuerpo. Para lo suyo utiliza las yemas de los dedos como si fueran espátula, enviando aquellas acumulaciones a la zona linfática para que se eliminen vía la orina que expulsa las toxinas del cuerpo. Como en todo programa que funcione, ella ve a cada persona de manera individual. Observa la estructura corporal y así ataca cada problema.

Con Gloria Hincapié he tomado conciencia de otras ventajas, además del masaje: una, desbloquea el colon, que cae en el estreñimiento por la vida sedentaria que le ha hecho disminuir notablemente su capacidad para expulsar del cuerpo todas las sustancias que se eliminan a través de los desechos del intestino y que, de otra forma, se convierten en grasa estancada. La otra ventaja es que mejora enormemente la circulación porque la

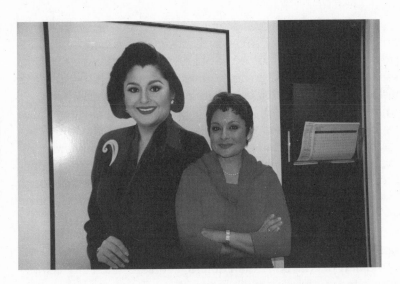

Ésta es la gordita de los pasillos del Canal 66 de Univisión Chicago. Ojalá ella se quede con los kilos y yo no vuelva a engordar nunca más.

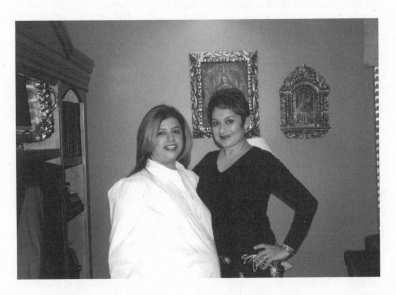

No ha sido cirugía. El cuello, la papada y los brazos delgados son gracias a la dieta y a los masajes con Gloria Hincapié, la colombiana escultora de cuerpos.

activa. ¿Qué es lo que más se daña estando gordo? La circulación. Esto denota la falta de movimiento del músculo y sólo nos damos cuenta cuando vemos los moretones que nos salen al menor golpe que nos damos en la casa o la oficina, o cuando nos espantamos porque de un día para otro nos salieron las horripilantes venitas en muslos y piernas, que más bien parecen arañas fumigadas.

Seguramente usted dirá: "Ah, qué fácil la pone, pero yo no tengo para masajes ni mucho menos para el viaje a donde está la tal Gloria". Tiene razón, pero esta larga explicación no era con el fin de que se quedara pensando que es algo que no puede lograr y que su destino es seguir tan redonda como un calentador de agua, no. Todos, y no me diga que no, todos sabemos de alguien, una prima, una amiga, aquella conocida que acaba de llegar a Estados Unidos y que está tomando un curso de masajista para salir adelante. Es decir, esto no es una obligación para rebajar. Es únicamente una buena opción para después.

Recurra a quien pueda, con quien quiera y cuando sea. Pero siempre tome en cuenta estos puntos que son básicos:

1. Un buen masaje no deja moretones.
2. La grasa duele al ser manipulada porque es un tejido que no tiene circulación.
3. Hay que estar atento a la forma en que se dé el masaje. Sin jalones ni pellizcos, no debe producir lesiones.
4. El dolor por este tipo de actividad es únicamente como el que produce el exceso de ejercicio y que desaparece normalmente en dos días.
5. El ejercicio quema adrenalina, nos hace bien, nos sentimos mejor, pero no necesariamente acaba con los depósitos localizados de grasa.
6. La mayoría de las máquinas que reducen grasa mientras lee o descansa son una forma de tirar el dinero totalmente. Todos estos aparatos son como las computadoras, cada vez que sale una diferente, y eso pasa a menudo, la otra ya no sirve, de ser una maravilla pasan a ser un estorbo. (A mí me ha pasado decenas de veces y puedo armar un gimnasio con los trebejos maravillosos que he comprado y que no he usado ni tres veces.) Así que antes de comprar cualquiera de ellos, ¡piénselo bien!

Todo esto no es un consejo único y exclusivo para mujeres. Día a día, verse bien no es sólo asunto nuestro. ¿Y los hombres? ¿Dónde quedan los que no quieren vivir con la papada, la barriga o el cuello como luchador de sumo?

No pude haber respondido tan común pregunta si no fuera porque a la salida de una de las sesiones con Gloria me topé con Rommel Martínez, un amigo periodista, a quien he leído a menudo en la revista española *Hola*, entrevistando celebridades. Rommel ha transformado con dieta, ejercicio y con Gloria, el cuerpo y la cara.

"Uno no se da cuenta cuándo está gordo, pero hay discriminación. Ahora que he bajado de peso, la he percibido. Ahora hasta la mesera que me servía en un restaurante se ríe conmigo y antes ni la cara levantaba. Gente que tú saludabas con respeto y distancia se te acerca espontáneamente y te da un beso. Aunque también hay una autodiscriminación porque ahora miro de frente, me paro erguido y eso causa un efecto en el interlocutor. Uno está delgado y como que vuela cuando camina porque está feliz con el cuerpo y con la cara. La gente me nota diferente y esto, fuera de la vanidad, me alienta a seguir en un régimen que combina buena alimentación, ejercicio y masaje."

Su caso prueba la honestidad al reconocer que hay que hacer cosas cuando molesta la forma en que la naturaleza nos diseñó sin remedio. Prueba que los hombres pueden tener una buena figura sin necesidad del gimnasio exhaustivo que la mayoría rehúye. Y algo más, que ellos han evolucionado y están en situación de igualdad para entrar en una sala de belleza de mujeres y hacerse faciales, manicure y pedicure sin que pierdan un solo gramo de su masculinidad.

Sé que los masajes, por su costo, no están al alcance de todos, pero en mi caso salieron a relucir respondiendo a los que creían que había sido cirugía. Me han funcionado demorando un poco más la ida al quirófano. ¿Que exigen sacrificio? ¡Sí! ¿Que hay que ser constantes? ¡Sí! ¿Que duelen? ¡Sí! Pero a fin de cuentas, ése es un pequeño precio comparado con el dolor de verse en un espejo y no gustarse uno mismo.

En verdad.

15. ¿Gastroplastia o banda estomacal?

Cuando hace más de un año el programa de televisión *Aquí y Ahora* me encomendó un reportaje de la cirugía y el procedimiento que salva de la muerte a los que viven el infierno de la obesidad mórbida, yo estaba entre confusa y asombrada: la gastroplastia y la banda estomacal eran ya el último recurso antes de morir por sobrepeso. Estaba confusa porque no sabía hasta dónde aquellas operaciones darían mejor calidad de vida a los pacientes que vivían su propio infierno por la comida. Y asombrada, porque con mis propios ojos vi cómo la mano del cirujano, en la gastroplastia, hace lo mismo que el plomero en una casa: rediseña y conecta tuberías de un nuevo y pequeñísimo aparato digestivo reducido al tamaño de una pelota de golf. Un año después, al hacer el seguimiento de la historia, nuevamente quedé con la boca abierta con los casos. Gregorio Ortiz, quien comiera un pedazo de carne desobedeciendo la orden de dieta líquida –y quien casi muere por eso– se había convertido en un modelo de paciente. Tenía 207 libras (94 kilos) menos y era otra persona.

En aquel reportaje conocí a Alicia Ulma, una enfermera que prefirió la inserción de la banda elástica a través del ombligo para reducir el estómago y quien también, en un año, adelgazó 85 libras (38.5 kilos). Como resultado de un procedimiento menos agresivo, que fue aprobado oficialmente en Estados Unidos, Alicia espera perder 20 libras (9 kilos) más.

"En esta cirugía si algo te pasa, no te va bien, no te gusta o no la quieres, entonces te la pueden quitar, o si dejaron la banda demasiado pequeña, te la pueden ampliar."

109

Ya sea con una o con otra solución, pasado un corto tiempo todos los pacientes viven la calma después de la tempestad. Que ambos remedios sean populares ha provocado una demanda que tiene a estas cirugías con una lista de espera de por lo menos tres meses. En ese tiempo el paciente tiene que sortear la burocracia de los seguros médicos que terminan pagando casi la totalidad de los 40 mil dólares que cuesta la gastroplastia y los casi 6 mil dólares de la banda elástica. Obtener tal beneficio, sin embargo, significa vivir un infierno de problemas médicos. Diabetes, presión arterial alta, problemas respiratorios, problemas de sueño y, lo más importante, para ser candidato a cualquiera de las dos opciones hay que tener por lo menos cien libras (45 kilos) de sobrepeso, de otra forma no hay médico que la haga sólo por satisfacer la vanidad.

La que es la nueva Marylin Sánchez, quien antes de perder 140 libras (63.5 kilos) me había dicho que sólo quería ser alguien normal que pudiera entrar a las tiendas y comprar ropa de talla regular, tenía respuestas que provocaban lágrimas: "Yo comparo lo que he pasado con cuando el doctor le anuncia a uno que tiene cáncer y, después de un mes, el mismo médico viene y dice, usted ya no tiene cáncer. Esto ha sido una cura y un milagro. Ya no tengo que preocuparme por comer sin poder dejar de hacerlo".

Cuando la productora Linda Rozo y yo salimos de hacer aquellas entrevistas, el sentimiento era de optimismo total ante la nueva vida de quienes hacen el cambio. Diferente de la primera vez en que salí llorando del lugar. Me había quedado grabada en la mente la desesperación del cantante mexicano Arturo Rodríguez, del conjunto grupero "Guardianes del Amor": "En cuanto me recuperé de la anestesia pedí comida y me trajeron ocho onzas (1 vaso) de jugo de naranja. Ésa sería mi única comida los días siguientes. Después serían dos cucharadas soperas de alimento. Eso, más las molestias por la operación, me hicieron desesperarme y fue cuando me pregunté: ¿qué hice, Dios mío, que hice?".

Arturo Rodríguez no es el único paciente que pensó así los primeros días. Aunque después cambió de opinión, aquellas primeras horas de angustia me hicieron reflexionar sobre el gran valor de quienes deciden recortar su estómago. Tomé a Arturo como sinónimo del sufrimiento y cada vez que el tema de las gastroplastias salía a relucir, lo recordaba con el rostro lloroso.

Fue la experiencia de Arturo Rodríguez la que me hizo abandonar el propósito personal que tenía desde hacía tiempo: que mi hija Adrianna se hiciera la gastroplastia. Ver sufrir a Arturo me impidió decirle: "¿Ya viste qué bien hace la gastroplastia en casos como el tuyo? ¿Por qué no lo intentas?". Mi preocupación era grande, pero mayores fueron mis dudas: ¿qué tal que no resiste quitar de golpe el alimento? ¿Y si la presión es insoportable y no sabe qué hacer?

La banda elástica estuvo siempre descartada para alguien como Adrianna. En ese procedimiento cuenta mucho la voluntad del paciente: en la gastroplastia no se pueden tomar alimentos porque el cuerpo los rechaza con un vómito inmediato, punto. Con la banda elástica se pueden hacer trampas. Como no hay vómito, el paciente puede tomarse un galón entero de helado, que es algo líquido pero con miles de calorías, y no pasa nada, nada más engorda. Ese argumento era muy fuerte, además del miedo que tenía de que Adrianna estuviera sufriendo por lo que ella me estaba callando: su problema de hipertensión arterial. Con el tiempo y el reportaje cambié de opinión, especialmente al saber la historia de alguien a quien conocía y que se sometió a la gastroplastia.

En María Soler Cruz, su aspecto físico no mostraba la gravedad de lo que el sobrepeso de 205 libras (93 kilos) le estaba provocando. Colesterol alto, hipertensión arterial, historia de diabetes familiar, y los impedimentos que iban día a día cercando su actividad diaria: "Tenía las piernas inflamadas, no podía caminar bien, no podía subir escaleras ni siquiera a un primer piso. Si subía escaleras tenía que descansar cinco minutos porque no podía respirar. Por todo esto fue que yo nunca tuve un momento difícil de indecisión ni antes ni después de la operación".

¿No se arrepintió?

"Cuando me desperté dije: no creo que me morí, porque éstos no parecen ángeles... parecen extraterrestres con esas máscaras. En el cielo no estoy. Me volví a dormir y a las once de la noche me paré a caminar como me ordenaron los médicos para que los órganos volvieran pronto a su lugar."

Lejos de quejarse, María se acomodó rápidamente a su nueva alimentación. Las primeras dos semanas sólo líquidos: sopas claras, caldos claros de pollo, jugos sin azúcar, gelatina. Después de tres semanas la dieta cambió a caldos más espesos, preparados con pollo molido en la licuadora, como un platillo fuerte que se toma convertido en sopa. La quinta semana la dieta pasa de líquidos espesos a purés de verduras y también de carne. "Me siento ligera, todos me dicen que me veo mejor, tengo ilusión por la ropa que me voy a comprar, por las cosas que voy a poder hacer, como por ejemplo, ir a un *mall* (centro comercial) con mis nietos, algo simplemente imposible porque caminaba dos pasos y tenía que sentarme porque me moría. Es una nueva vida completamente."

El hambre atroz a la que tanto temía, ha desaparecido. Ahora demora casi una hora comiendo un yogurt, y aunque sabe que de por vida tendrá que tomar hierro y vitaminas, nada la hace dudar un solo segundo: "Antes de entrar a la operación le dije a mi familia que si me moría, lo iba a hacer contenta porque esto era lo que había decidido para cambiar mi vida. Y fue una decisión muy firme. Nada me desvió de la necesidad de vivir con gran calidad".

Mientras la industria de las dietas gana en Estados Unidos de 30 a 50 mil millones de dólares al año, y la ciencia médica desarrolla pastillas con la hormona PYY 3-36 que suprimen el apetito y evitan comer a toda hora, las mejores opciones para las víctimas de la obesidad mórbida siguen siendo la gastroplastia y la banda intestinal, que en los últimos cinco años se han duplicado de veinte mil a cuarenta mil intervenciones quirúrgicas. Aunque hay una advertencia de los especialistas: antes de decidir la operación hay que calcular los riesgos de la posibilidad de fracasar porque el paciente sabe que la banda elástica es removible y la presión de que la gastroplastia sea un procedimiento definitivo.

Volviendo a mi interés personal en el asunto, el de mi hija, llegué a saber tanto de ambos procedimientos como si yo fuera a practicármelos. Cuando me convencí de que daba más beneficios que daños, tomé el teléfono, llamé a Adrianna y le propuse que viera a un especialista. "Hellooo... 'jefa', ¿dónde andas? Mira qué bien te conozco: yo sé que te guardaste la sugerencia más de un año porque no estabas segura de que era del todo buena, hasta ahora que te convenciste, ¿no es cierto?". "Sí", le dije en tono de hija regañada. "Bueno, 'jefa', no te aflijas de que mi respuesta sea ¡no! ¿No te das cuenta de que ya no me puedo hacer la gastroplastia porque... *ya no tengo* las cien libras (45 kilos) mínimas de sobrepeso que exigen para hacerla? Aaaaahhh, ¿verdad? Te gané."

Felizmente, no sólo me había ganado a mí. Ya estaba también ganándole a la vida. Pero quienes no están en su caso y necesitan perder peso, finalmente, gastroplastia o banda elástica siguen siendo la mejor opción contra la obesidad mórbida.

Y no hay más.

112

16. A meditar se ha dicho

En más de una ocasión el estrés nos pone al punto de estrellar el teléfono celular contra el piso en medio de gritos demenciales. En otras, el impulso es lanzarlo por la ventanilla del auto. ¡Esto es la locura, hemos dicho desesperados! El día que pude culpar al estrés de la calidad de vida tan limitada que estaba llevando, me sentí aliviada por un momento hasta que llegó la pregunta inevitable: "¿Qué debo hacer para que eso, la ansiedad, la angustia y la tensión, no me sigan llevando a comer y comer? ¿Qué medicina puedo tomar para controlar mi mente?".

Medicina para controlar la mente, ninguna. Las hay para síntomas en específico, para ansiedad, angustia o depresión, pero ninguna para el control total de la masa gris. La única solución para retomar el control de la vida diaria se llama ME-DI-TA-CIÓN.

Mil veces había escuchado eso, pero meditar se me hacía cosa de gente muy iniciada en esas cuestiones o de monjes del lejanísimo Tíbet y yo no era, ni remotamente, algo parecido. Sé que debo de tener algún índice del síndrome de deficiencia para fijar la atención, porque cuanto libro compraba sobre el tema de la meditación, en menos de tres segundos me aburría por complicado, y adiós. Todo eso terminó el día que Coynthia Pérez-Mon regresó a su trabajo de productora ejecutiva del programa de televisión *Aquí y Ahora,* a principios de 2002.

Ese día fue el del cambio para quienes durante años hemos trabajado con ella. Creció en la ciudad de México, hija de madre cubana y padre mexicano, lo que le ha dado una mezcla maravillosa del chiste y la picardía

113

para contar cualquier anécdota. Siempre positiva, nunca amiga de hacer malos comentarios de otros, buena esposa, buena madre de sus tres hijos, en 2001 vivía el mejor momento de su vida profesional. Acababan de darle la dirección de *Aquí y Ahora*, el mejor programa de investigación de la televisión en español en Estados Unidos.

En los primeros días de enero de 2001, Coy –como la llamamos en confianza–, nos dijo: "Estando de vacaciones en Venezuela me di cuenta de que tengo una bola en un seno. Mañana me hago un examen médico". Quienes lo supimos contestamos: "Ni te preocupes, mi hermana, no pasa nada, esos son quistes de grasa". Dos días después y cuando esperábamos escuchar la más cómica reseña de la mamografía, la ausencia del chiste y el resultado nos noquearon: Coynthia tenía cáncer de seno.

Recuerdo hasta hoy las caras de Teresa Rodríguez, María Piñón, jefa de edición del *Noticiero Univisión*, Yoli Zugasti, productora ejecutiva de *Última Hora* y mía. Nos pegaba fuerte la noticia porque esta vez era alguien tan cercano como Coy, con quien habíamos trabajado no sólo largos años sino largas madrugadas de edición. Mientras unos se quejaban, nosotras hasta llevábamos comida y nos carcajeábamos por cualquier ocurrencia de Coynthia, procurando pasar aquel tiempo de lo mejor.

¿Por qué ella? No fumaba, no tomaba, había dado el pecho a sus hijos. ¿Acaso no dicen que esto evita el cáncer de seno? Todas callábamos algo a lo que tememos. Estrés. El estrés de todos los días pudo haber contribuido a enfermarla. En ese momento todas decidimos hacer un cambio pero, por lo menos yo, confieso que no sabía qué hacer para evitar el estrés.

La batalla de Coynthia contra el cáncer de seno duró un año. Luego de lidiar entre operaciones y quimioterapias, finalmente tuvimos la noticia más esperada, Coynthia regresaba a trabajar y nuestra preocupación era tan grande como la de su familia: "¿Cómo le va a hacer? ¿No dicen que el cáncer tiene relación directa con el estrés? ¿Cómo no tener estrés en este negocio de la noticia?". Pero su llegada fue la calma para todas, y lo digo no sólo en sentido metafórico. Relajada, delgadísima, riendo, nos dio la receta: meditación.

"Siempre había oído que meditar y mentalizar era bueno, cuando vino lo de mi enfermedad comencé a comprar libros y casettes para aprender cómo hacerlo. Sacaba a todo el mundo de la recámara y por lo menos durante 45 minutos practicaba. A veces ponía una velita, me acostaba a escuchar y leer siguiendo las instrucciones. Así me di cuenta de que me sentía mejor cuando meditaba que cuando no lo hacía. Es una búsqueda interna para conocerse a sí mismo y que varía de acuerdo con la persona. Hay *tapes* (cintas) que por alguna razón me alteraban, me daban ansiedad y los dejé. Seis meses después me sirvieron porque mi situación era otra. Nunca sabes en qué momento estás en la vida. Por eso no pienso que sea buena idea abandonar las cosas porque en un tiempo fallaron. Ahora sé que si no es en un momento, será después. En la vida diaria la meditación varía de acuerdo con un autocuestionamiento. Me pregunto cómo me siento y quizá algunos días sólo rezo y eso me hace sentir bien. En otros, medito media hora como debe ser, sin importar el lugar."

A Coynthia Pérez-Mon debo el haber hecho un alto en el camino para tratar de integrar la meditación a mi vida diaria y ayudarme a controlar mi propia computadora mental. Con meditación, intento detener el sabotaje de la ansiedad que provoca comer y comer. Las presiones en el trabajo, el marido, la falta de dinero, los niños, el trabajo, todo eso saca de control y muchas veces uno termina conmiserándose y ¿cómo sentirse mejor? ¡Por lo menos, comiendo un pastel de chocolate!

Todos, absolutamente todos, podemos meditar sin importar día, hora, o lugar. Aquí ella cuenta sus secretos para sentirse mejor:

1. En la oficina tengo una grabadora, audífonos y *tapes* (cintas) para meditar, iguales a los que tengo en casa. Durante unos diez minutos, aun en medio del peor estrés apago la luz y el teléfono y con un antifaz en los ojos me obligo a descansar.

2. Una de las técnicas que aprendí es imaginar un lugar a donde te gusta ir o te gustaría ir. Puede ser un atardecer, el sonido de las olas, la arena. Te lo imaginas e imaginarlo te ayuda a terminar con la tensión.

3. Otra técnica es encontrar una palabra que repites y repites hasta que te produce calma. Yo, por ejemplo, repetía: "paz" y "estoy bien". Tienes que encontrar la palabra que te funcione. Es como un *mantra*. Lo repites y lo repites especialmente en un momento de estrés. También hay que tener una buena amiga. Marisa Venegas, jefa de productores del programa, cuando me ve tensa, procura poner un letrero en la puerta para que no me molesten durante diez minutos.

4. Por lo menos cada dos días, me pregunto: "¿Estoy haciendo lo que debo hacer?". Así me doy cuenta si algo va mal. Por ejemplo, si estoy

comiendo demasiado o si he comido alimentos que son dañinos, *ese autocuestionamiento me regresa a mi régimen,* por lo menos poco después de los dos días que pasan mientras hago este ejercicio de rutina.

Los consejos de Coy me funcionan para evitar salirme de control por el estrés que finalmente me llevará a tener un hambre atroz. Aquí tiene otros que yo pongo en práctica:

Haga sus propias alarmas personales para llamar su atención. Programe el celular para que suene a determinada hora y le recuerde hacer un alto de diez o quince minutos en su jornada, para comer o meditar. En casa, puede utilizar el reloj despertador.

Respire profundo. Es la mejor técnica para detener la ansiedad y la tensión. Es como el botón que apaga y enciende la computadora y que hay que apretar cuando ésta se encuentra bloqueada. Así como la computadora nuevamente enciende sin errores, lo mismo pasa con el cerebro.

No aumente la ansiedad pensando en lo que tiene que hacer al día siguiente o mientras maneja con el tráfico congestionado o tiene que llegar a un sitio determinado: no soluciona nada. Eso sólo da angustia y ganas de comer.

Haga una transición de la oficina a la casa. Al llegar, cámbiese de ropa inmediatamente, eso lo hará sentir que no se encuentra en el mismo ambiente.

Tome las cosas día a día. Piense que mañana será diferente.

Carlos Collins, mi padre, hace años que tiene una singular receta contra el estrés: "Si tu mal tiene cura... ¿qué te apura? Y si no tiene cura... ¿para qué te apuras?".

17. A mí me funciona mal la glándula

A lo mejor tanto sermón de "cómo hacerle y cómo no hacerle" ya lo tiene cansado. Éste es el momento para darse un respiro y, de paso, ver si anda haciendo lo mismo a causa de las excusas. Creí haber escuchado todas, si de gordura y dietas se trata. Pero me equivoqué.

Estaba comiendo en un restaurante de Miami cuando a mi lado me llamó la atención una señora que había devorado quizá media vaca por tanta carne que le sirvieron, además del arroz blanco, los frijoles, dos pedazos de pastel de tres leches y unas cuantas sodas. La cosa no hubiera provocado siquiera un comentario sobre el atracón que se estaba dando si la señora en cuestión no se me hubiera acercado con ingenuidad plácida y tropical para decirme, como si yo fuera invidente: "Mira, yo quiero hacer tu dieta y ponerme igual. Pero resulta que no puedo hacer ejercicio ni nada porque a mí me funciona mal la glándula".

Dicho eso, sin esperar respuesta alguna, aquel personaje desapareció del restaurante dejándome sumida en la carcajada. No tuve tiempo de preguntarle: "¿Cuál glándula?" o, por lo menos, asegurarle que, entre lo que decía tener dañado, había algo que evidentemente le funcionaba requetebién: la boca, los dientes y el estómago, que habían soportado comiendo todo aquello, suficiente para alimentar a una familia de diez.

Éste es el más puro ejemplo de cómo el ser humano se las ingenia para evitar que le digan dos cosas: "Ponte a dieta" y "Toma la decisión de cambiar". Y si la anécdota de Miami me ha hecho reír a mandíbula suelta, lo que me sucedió en Chicago me dejó con la boca abierta. En la larga fila que esperaba para que les autografiara mi primer libro, estaba una muchacha joven. Cuando llegó su turno me dijo sentirse triste y confundida porque no vio resultados con una dieta que le habían recomendado. "La seguí como me lo dijeron y, en lugar de enflacar, he engordado". Intrigada por saber qué había fallado le pregunté cuál de todas las dietas era. "La del sexo", me respondió en la más completa calma. "A mí me dijeron que si se hace el amor varias veces al día se pierde peso sin necesidad de tomar pastillas o dejar de comer. Yo lo hice y me da más hambre y he engordado. ¿Usted qué cree? ¿No hará daño?"

Me quedé sin saber qué responder creyendo que era broma, pero me di cuenta de que aquella mujer en realidad buscaba una respuesta. "No sé quién te haya recomendado la dieta del sexo, nunca la había escuchado y no sé cómo funcione. Si has engordado, no te quejes, que por lo menos te has divertido."

Las excusas más increíbles las dan quienes no pierden peso porque simplemente lo intentan por moda, no por un cambio de vida, aunque, siempre hay quien con argumentos termina con las más elaboradas: las que de tanto escucharlas llegamos a creerlas ciertas y hasta con base científica. Lily Estefan, quien pasara casi todo el 2002 embarazada de su niña, desenmascaró uno de los grandes mitos alrededor de una mujer que espera la llegada de un bebé: que hay que comer por dos.

"Cuando escucho algo semejante de inmediato pienso que es una locura. ¿Qué médico ha recomendado semejante cosa? Lo peor es engordar en el embarazo por las consecuencias que tiene para todos; al final, engordas tú, engorda el bebé y tienes un parto malo que se complica por la gordura. ¡Por el contrario! El embarazo es el momento perfecto para hacer la dieta más balanceada de toda tu vida. ¿En qué otro momento tienes la obligación de hacer las cosas correctamente porque los resultados afectan la vida de otra persona? A quienes estando embarazadas comen y comen, y salen con aquello de que se alimentan por dos, les digo: '¡Dejen de hacer locuras que nada de eso es cierto! Ésa es la más loca de las excusas'."

Con esto, aquello de "mi gordura es genética" o "en mi familia todos son gordos, así que ni intento adelgazar" o "no sé por qué engordo, yo en realidad como poco", queda reducido a simple cuento de Caperucita Roja. Cuando veo venir hacia mí lo que llamo "excusas con patas" los desanimo

antes de que continúen, repitiendo algo sencillo que aprendí de la metafísica: "No me digas por qué no has hecho las cosas, porque yo no trato de
convencer a nadie. El maestro llega sólo cuando el alumno está preparado
para aprender".

18. La diva latina de las dietas

La primera vez que escuché el calificativo casi me mata de la risa. En realidad no era en singular, era en plural y hasta Adrianna se llevaba su parte. *Cristina, La Revista* había hecho un reportaje especial para mostrar los cambios que mi hija y yo habíamos tenido. "Las divas latinas de las dietas" rezaba el encabezado. Tremendo título al que nunca aspiramos, pero que en realidad nos hemos ganado a pulso. ¡Y vaya que sí!

Hace un año, cuando Univision.com me invitó a una plática con sus cibernautas, las preguntas fueron tantas, y tantos los que querían que les diera un consejo para adelgazar, que Adriana Forero, quien me llevara a esa sesión, me bautizó entonces como "la gurú latina de las dietas" y me explicó sus razones: "La gente sigue a un gurú porque cree en lo que éste dice y hace, ya que de alguna forma eso es visible. Eso mismo ha pasado contigo; además, siempre estás enterada y haciendo el último grito de la moda en dietas, ¿tú ves? Tengo razón en decir que eres por lo menos la gurú de unas cuantas".

Si se tratara de un concurso de belleza tendría que haberle respondido sumida en profunda cursilería y con lágrimas en los ojos: "Es un gran honor que no merezco y no pienso defraudarlos". Pero en la realidad, en verdad, ése era un chiste del que reí siempre de buena gana.

Pasados unos meses de la publicación de *Dietas y recetas...* caí en la cuenta de que Adriana Forero no estaba del todo errada y que la cosa no era totalmente en broma. Decenas de cartas pidiendo mis consejos me mostraron una responsabilidad que crecía al parejo de las ventas del libro y de las preguntas del libro. ¿Qué hago para que mi hijo haga dieta como su hija? ¿Cómo puedo adelgazar para siempre? ¿En verdad hay que tomar agua? ¿Cómo empezar?

–Yo no soy doctora –respondía.· –No, pero con lo que ha adelgazado, sabe lo que es querer perder peso.

En verdad o en broma, por aquello de la diva enterada, lo cierto es que siempre he estado al tanto de lo que en un momento dado me pueda servir. Aun en mis peores momentos de gordura, siempre supe del doctor que tenía un buen método para adelgazar o quienes andaban únicamente estafando gente.

Eso sólo se logra leyendo, investigando.

Aguardo con expectación lo que viene en un futuro inmediato: el año 2002 marca el inicio de lo que quizá, y con suerte en cinco años, nos dé las primeras medicinas totalmente garantizadas para controlar la obesidad. Hasta el momento sólo tenemos supresores del apetito o de la ansiedad que lleva al hambre, pero no una pastilla que ataque el punto del cerebro límbico donde radican las emociones que nos hacen, entre otras, comer y comer.

Por lo pronto ya sabemos que existe una hormona llamada Grehnlin, causante de provocar más hambre, y que los científicos han identificado dos sustancias que por ahora sólo tienen iniciales con letras, como las responsables de enviar las órdenes al cerebro para dejar de comer. Es cuestión de esperar.

Mes con mes la información surge y salen buenos y malos productos, malas y buenas dietas. Siempre y cuando no produzcan daño y, sobre todo, usando el sentido común, he probado algunas. Pero recuerde: nada de esto debe hacerse sin la asesoría de un profesional.

LA DIETA DE BRENDA TUBILLA

Hija menor de mi amiga de la infancia, la Chata Tubilla, Brenda continúa la saga de su madre, conociendo los secretos de cómo perder peso a cierta edad sin que los alimentos resulten aburridos. Con este régimen perdió gran cantidad de peso y, a decir de Brenda, es más fácil para que la hagan niños y jóvenes que por instrucciones médicas deban seguir un régimen.

INSTRUCCIONES ESPECIALES

El desayuno siempre es el mismo durante todas las semanas: papaya, melón, sandía o piña con yogurt o queso cottage. Una sola de las frutas en la cantidad deseada. Café con leche descremada, *skim milk* o al 2 por ciento.

1. Las cantidades de comida son libres. Puede comer la cantidad que le satisfaga.
2. Las ensaladas llevan pepino, lechuga, cebolla y tomate.
3. Entre comidas: jícama, pepino y gelatina de dieta.
4. El aderezo para las ensaladas puede ser de limón y un poquito de aceite de oliva y sal al gusto, o sustituir el limón por vinagre balsámico.

Prohibido:
Pan, harinas, arroz, dulces, galletas, pasteles, etcétera.

PRIMERA SEMANA

Lunes
Almuerzo: fajitas de pollo con ensalada verde (lechuga de todo tipo, cebolla, espinaca).
Cena: queso panela (queso fresco o de rancho) con salsa mexicana pico de gallo (tomate, cebolla, cilantro picado finamente y con poca sal).

Martes
Almuerzo: carne asada con salsa de pico de gallo.
Cena: cereal con leche desgrasada. No debe usarse cereal que esté endulzado de fábrica. Utilice azúcar de dieta de su preferencia.

Miércoles

Almuerzo: pollo asado sin piel, con salsa y ensalada verde.
Cena: omelet con jamón de pavo (rocíe con aceite en spray la sartén).

Jueves

Almuerzo: carne asada, salsa y ensalada verde.
Cena: queso fundido con champiñones.

Viernes

Almuerzo: pollo sin piel con salsa.
Cena: salchichas de pavo con ensalada de tomates rebanados y cebolla.

Sábado

Almuerzo: bistec de res con queso blanco.
Cena: cereal con leche.

Domingo

Almuerzo: caldo de verduras, sin arroz ni aguacate.
Cena: sopa de champiñones, preparada con agua (sopa de lata), acompañada de un pan integral tostado (*wheat*).

SEGUNDA SEMANA

Lunes

Almuerzo: atún con salsa de pico de gallo y dos cucharaditas de mayonesa *light* o la mitad de una cucharadita de mayonesa regular.
Cena: jamón con queso.

Martes

Almuerzo: pollo a la parrilla con queso de hebra (Oaxaca) y salsa mexicana.
Cena: cereal con leche.

Miércoles

Almuerzo: bistec de res a la parrilla con ensalada verde.
Cena: sopa de champiñones o espárragos preparada con agua (sopa de lata).

Jueves
Almuerzo: filete de pescado a la parrilla con ensalada verde.
Cena: cereal con leche.

Viernes
Almuerzo: pollo a la parrilla con rebanadas de tomate.
Cena: salchichas de pavo o res, con salsa o rebanadas de tomate.

Sábado
Almuerzo: carne asada con cebolla, limón y salsa.
Cena: cereal con leche.

Domingo
Almuerzo: atún con pico de gallo.
Cena: jamón con verduras.

TERCERA SEMANA

Lunes
Almuerzo: caldo de pollo con vegetales sin aguacate ni arroz.
Cena: cereal con leche.

Martes
Almuerzo: bistec asado con ensalada verde.
Cena: queso panela con salsa.

Miércoles
Almuerzo: pollo a la parrilla sin piel, y ensalada de tomate y lechuga.
Cena: ensalada mixta con rollitos de jamón sin grasa.

Jueves
Almuerzo: carne asada con ensalada verde mixta.
Cena: cereal con leche.

Viernes
Almuerzo: atún con pico de gallo.
Cena: jamón con queso.

Sábado
Almuerzo: picadillo de carne de res preparado con salsa mexicana o criolla baja en grasa.
Cena: queso panela con salsa.

Domingo
Almuerzo: pollo a la parrilla con ensalada verde.
Cena: sopa juliana (sopa de verduras).

CUARTA SEMANA

Lunes
Almuerzo: ensalada del chef con jamón de pavo, queso blanco y pollo.
Cena: queso Oaxaca con salsa.

Martes
Almuerzo: caldo de pollo con verduras.
Cena: ensalada de verduras y rollitos de jamón.

Miércoles
Almuerzo: pescado y ensalada de verduras.
Cena: ensalada de verduras y salchichas de pavo.

Jueves
Almuerzo: caldo de pollo deshebrado con verduras.
Cena: cereal con leche.

Viernes
Almuerzo: bistec a la plancha con ensalada verde.
Cena: dos quesadillas de queso, con tortillas de maíz.

Sábado
Almuerzo: caldo de res con vegetales.
Cena: ensalada mixta.

Domingo
Almuerzo: carne asada con ensalada verde.
Cena: cereal con leche.

QUINTA SEMANA

Lunes
Almuerzo: atún con pico de gallo.
Cena: rollitos de jamón con queso.

Martes
Almuerzo: carne asada con salsa.
Cena: jamón con queso.

Miércoles
Almuerzo: pollo a la parrilla con ensalada verde.
Cena: sopa juliana (de lata).

Aquí termina. Si es necesario continuar con el régimen, consulte a su médico.

LA DIETA DE GUADALUPE

En Miami, Guadalupe Fósil de Merizalde y su esposo, el doctor Diego Merizalde, han popularizado comer a dieta con alimentos preparados por ellos y que entregan diariamente a las puertas de la casa de los clientes. ¡Una maravilla! Las porciones son justo lo que el organismo necesita para no sobrecargarse de calorías. Autora del libro *La dieta de Guadalupe,* que puede comprarse en cualquier librería, Guadalupe Merizalde hace de la dieta una delicia gastronómica combinando platillos de proteína animal con verduras y complementando cada servicio con sopas o caldo de pollo y postre. (De paso me ha simplificado la existencia.)

"Es un poco como querer cambiar la forma de pensar acerca de una dieta para adelgazar. Es comer rico, bajar de peso, comiendo sano y delicioso con un equilibrio en la parte nutricional. Mi esposo y yo hemos estudiado por años cada alimento. Ponemos al servicio de nuestro cuerpo todas las propiedades nutritivas que tienen. La dieta está en el mercado hace cinco años y ha logrado que miles de personas bajen de peso. Con el tiempo la hemos ido perfeccionando y hemos comprobado que da excelente resultado a diabéticos, hipertensos, a quienes tienen colesterol y triglicéridos elevados así como a las personas que tienen problemas del estómago, porque con la ingestión de alimentos correctos la parte digestiva llega a un equilibrio."

Aunque ya publiqué mi libro, el próximo paso será crear franquicias para que esta dieta esté al alcance de todos. "Este es un trabajo que tiene el mérito de personalizar la dieta de cada cliente. Yo me ocupo de cada cliente. Mi esposo ha estudiado las propiedades de cada alimento. Sacamos provecho a cada uno de los alimentos para el beneficio de los demás."

MI DIETA PARA VOLVER AL CARRIL

Como la báscula no miente y no soy sonámbula para ir al refrigerador, comer y no saber lo que hice, cuando sé que "me fui de la mano" durante una semana, llevo estrictamente este patrón alimenticio.

DESAYUNO
Una toronja
Pan tostado con mantequilla baja en calorías
Un huevo cocido

SNACK
Un paquete de uvas pasas o galletas de salvado

COMIDA
Sopa caliente (puede ser de verduras)
Ensalada de col (con mayonesa baja en calorías) o medio aguacate
Pollo sin piel o pescado, a la parrilla
Té helado o limonada
Una rebanada de queso Cheddar

SNACK
Gelatina de dieta

CENA
Una porción del plato principal que se cocinó en casa o un plato
de verduras cocidas
Rebanadas de jamón de pavo o una orden de *sushi*
Paletas heladas sabor chocolate, de bajas calorías y sin azúcar
Nota: si veo que no llegué al peso deseado la continúo otra semana.
Aunque en general, una vez al mes, para no desajustarme, la vuelvo a comenzar.

A petición del auditorio de incluir algunas dietas, añadí las preguntas y respuestas que más frecuentemente me han hecho:

–*¿Qué debe tener una dieta para que no aburra?*
–La dieta no sólo *debe* tener en cuenta sus gustos, sino también sus necesidades básicas, sus posibilidades económicas y su horario de trabajo. Sin eso no podrá tener éxito.

–*¿Son sanas las dietas donde por semanas sólo se come un solo alimento?*
–*No y no.* Toda dieta debe ser *balanceada* con una proporción de harinas, grasas, proteínas, vitaminas y minerales y para evitar las consecuencias de la falta de alguno de ellos.

–*¿Si logro mi meta puedo volver a comer como antes?*
–Si baja de peso pero no es capaz de cambiar sus hábitos alimenticios, una vez suspendida la dieta *volverá* al peso anterior. Que no le quepa la menor duda.

–*¿Perder cinco libras* (más de 2 kilos) *a la semana es malo?*
–Todo depende. Personas sumamente obesas, cuando comienzan una dieta pierden en las tres semanas iniciales esa proporción. Sin embargo, de acuerdo con mi médico, lo sano son dos libras (casi 1 kilo) por semana. Lo que se pierde rápido, rápido se recupera. La pérdida de peso más efectiva es la que se logra poco a poco, no de un día para otro.

–*¿Cuántas veces se puede comer al día?*
–Cinco o seis, o las que pueda. Pero mucho cuidado. Deben ser alimentos adecuados, no harinas, dulces o refrescos. Al comer saludablemente, el metabolismo trabaja para quemar calorías: ésa es la única forma.

–*¿Qué hacer con los alimentos que me engordaron en el pasado?*
–La clave del éxito está en los estudios que salen todos los días. Hay buena información sobre ellos, y también la hay mala. En realidad, creo que la clave del éxito está en el cambio de actitud y no en el cambio temporal de la forma de comer. No hay que tenerles miedo, sino simplemente saber qué reacciones nos causan, para evitarlos.

–*¿Qué son el estrés y los nervios?*
La misma cosa. Como nervios o tensión nerviosa, se le conocía en el pasado. Estrés es una palabra elegante con igual significado: nervios, angustia y ansiedad. ¿Tiene estrés? Pues a reducirlo como pueda, con ayuda o con ejercicio.

–*¿Qué hago si no tengo tiempo para darme un baño, menos para hacerme de comer?*
–Si le falta tiempo en su vida diaria y quiere perder peso, malas noticias. No logrará nada a menos que abra un espacio para usted, un momento para preparar la comida saludable para su familia. Tiene que abrir un espacio para el ejercicio, para comer lo que debe y a la hora que debe hacerlo, aunque se caiga el mundo.

–*¿Qué tan malo es comer grasa?*
–Depende de la grasa que ingiera. Hay grasa que es benigna y hay grasa como la que tienen los llamados alimentos "chatarra", que es pésima para el corazón y las arterias. Esa grasa sí aumenta el colesterol. Por el contrario, la grasa benigna es necesaria para funcionar bien, para la piel, para el cabello. Quitarla totalmente de nuestra alimentación diaria provoca reacciones como pérdida incontrolable de cabello, problemas en la piel, por sólo mencionar algunos.

Conforme me han ido haciendo estas preguntas, que se han repetido entre el auditorio, he buscado la respuesta con mi médico o en la prensa especializada. La dieta de Brenda Tubilla, por ejemplo, responde a la necesidad de muchísimas madres con hijos obesos y difíciles de meter en cintura, que necesitaban una dieta para sus muchachos.

Chata, su madre, dice que es fácil de llevar. La otra es la que más me piden para mantenimiento del peso.

Haciendo corto el cuento largo: si por investigaciones como éstas me han dado el honroso título de Diva Latina de las dietas... el título no me molesta. Por el contrario, que vengan.

Que vengan muchos títulos más. ¿Y por qué no?

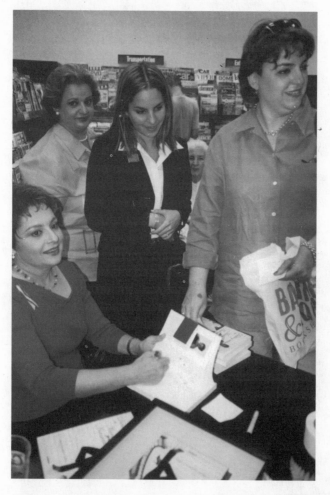

Una gurú necesita seguidoras. En la comunidad cubana de Miami están las más fieles.

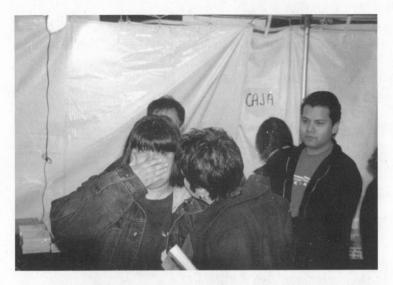

En Atlanta, Georgia. Las he visto llorar contándome sus casos. Saben que entiendo lo que es el monstruo de la obesidad.

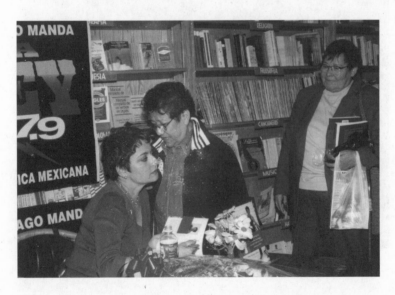

También en Chicago. Mujeres de todas las edades en busca de consejo.

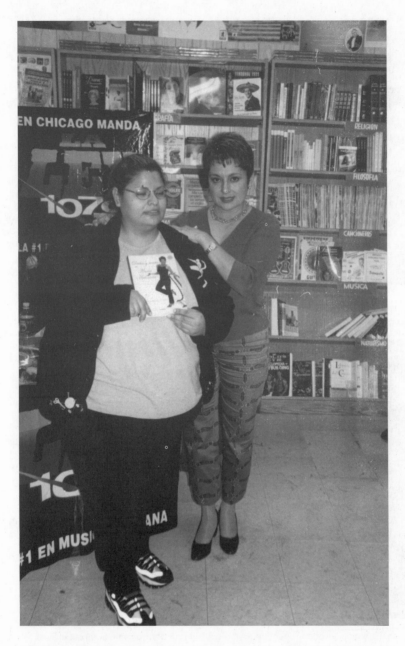

En Chicago. Ella tiene la esperanza de hallar la respuesta en el cambio de Adrianna.

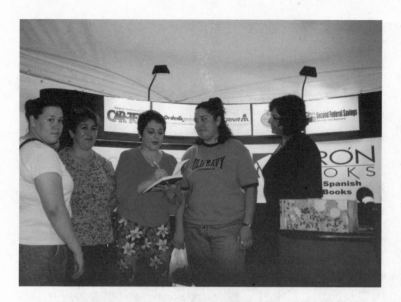

En Chicago. Este grupo espera que también Adrianna firme sus ejemplares y las aconseje.

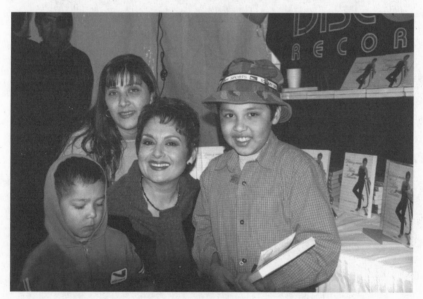

En Atlanta. Este niño llevaba un puñado de monedas de sus ahorros para comprar el libro. Fabio se dio cuenta y se lo regaló.

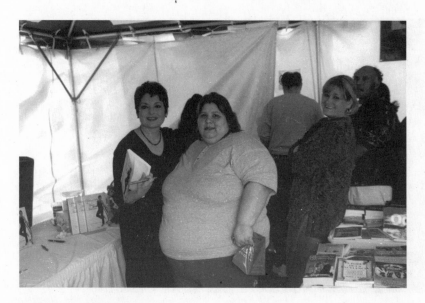

En Atlanta. En todas está la solución.

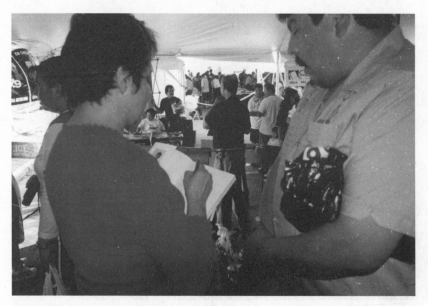

En Chicago. Los hombres también buscan cambiar.

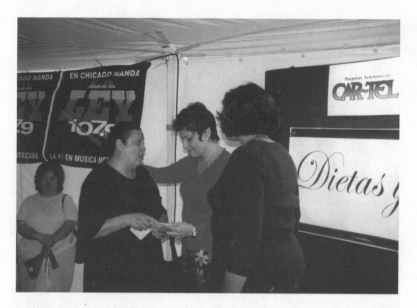

La historia de esta mujer me ha conmovido.

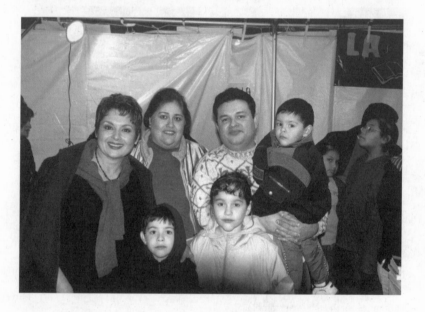

Familias enteras me han honrado con su presencia, al seguirme adonde voy.

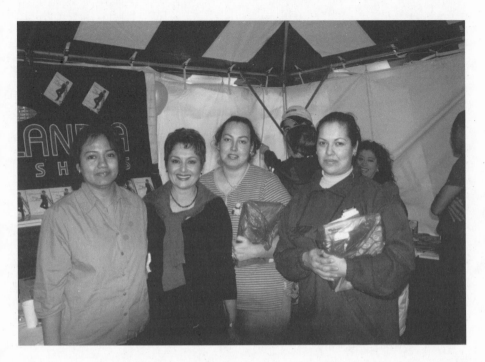

Más mujeres en busca de una esperanza para poder vencer a la báscula.

19. Ésa... ya no soy yo

Adrianna es mi hija y estoy orgullosa de lo que ha logrado, con un profundo amor de madre; pero la hazaña de Alina García la ha convertido en lo que en inglés llaman *poster girl*, la muchacha del póster, de quien se sienten orgullosos todos los que la han visto cambiar. Todos los que estamos a su alrededor. Como no sé si usted sabe quién es ella, o tal vez no leyó su historia en *Dietas y recetas...*, o no la vio en el "Club de la salud", con Cristina Saralegui, le voy a contar lo que ha hecho.

Alina García es una heroína de carne y hueso en la batalla contra la báscula. Durante años padeció de severa obesidad empeorada por la apatía para cambiar sus hábitos y por el fracaso de toda una sucesión de dietas. A pesar de eso, a los 43 años, en medio de un agitado trabajo como vicepresidenta de un banco en Miami, decidió hacer un alto y volver a comenzar en forma definitiva su batalla contra las libras. Armada de una fuerza de voluntad extraordinaria superó los malos hábitos alimenticios y, en un año, no sólo perdió 120 libras (54.5 kilos) de peso, sino que ha mantenido y mejorado su nueva imagen esbelta. Ahí están sus fotos para documentarlo.

Somos amigas desde hace una década. Y como amigas, Alina siempre emprendió conmigo las dietas locas que hice en esos diez años por pura solidaridad, sin que yo la obligara a seguirme. Sea lo que fuere, por adelgazar, ambas lo hacíamos. Cuando se puso de moda el *spinning* (aquellas bicicletas estacionarias en las que se pedalea a gran velocidad para sudar como si se estuviera con fiebre tifoidea), era increíble ver cómo, sin importar

139

lo gorditas que estábamos, nos dábamos ánimo para seguir aunque no pudiéramos materialmente ni con nuestra alma.

Ella fue la primera alumna de mi teoría favorita para decidir el cambio: pararse frente a un espejo mental y confesarse: "Ésta ya no quiero seguir siendo yo".

Así de sencillo y así de profundo inició la larga transformación, desde vestir una talla 24 especial de ropa, hasta llegar a lo increíble de una 10 regular. Habla Alina:

"Cuando era gordita vivía a diario la discriminación. No me daba cuenta hasta dónde llega la forma en que se trata a los obesos. Antes no había quien me abriera una puerta o me cediera el paso, ahora es todo diferente. Ahora, si vengo corriendo al elevador, me esperan. Antes veía la puerta cerrarse frente a mis narices y a la gente adentro que me veía como diciendo: 'Dejen a la gorda ésa, que se abra ella misma la puerta si puede, o que espere el próximo elevador'. No dejo de reconocer cómo esa discriminación silenciosa reducía el mundo en el que viví, y cómo por el contrario, 130 libras (59 kilos) de menos, han ampliado mi ambiente."

Al ver sus fotos, realmente pienso que no es una Alina la que ha adelgazado. Son por lo menos tres Alinas a las que he visto cambiar en este proceso de transformación que no ha sido rápido ni sencillo. Su testimonio:

"Mi cambio ha hecho que viejos conocidos no me reconozcan. Me pasó con el mi primero de mis jefes. Trabajamos juntos 18 años y hacía un buen tiempo que no nos veíamos, hasta que supe que coincidiríamos en una reunión y quise darle la sorpresa de que había adelgazado finalmente. Me acerqué y lo saludé. Amablemente, devolvió la cortesía como si se tratara de una desconocida. Hasta que hablé no supo de quién se trataba, y se moría de la pena. '¿No vas a saludarme? ¿No me reconoces?' Aquel hombre había perdido el habla. Por poco se desmaya de la impresión. Entonces sé que verdaderamente vivo un cambio."

El suyo es un triunfo con varias lecciones: No hay dieta que funcione sin ejercicio y sin constancia. No hay dieta que perdure si no hay una decisión total de cambio de actitud y de patrones alimenticios. Alina:

"Lo más satisfactorio es que la gente me diga lo bien que luzco, el cambio que he hecho. Ésa es una de las grandes recompensas a mi sacrificio, pues vivo en una tormenta constante contra el cuerpo. Las ganas de comer no se quitan, aunque con el tiempo se desvanecen; lo que hay que reconocer es el punto de las tentaciones para evitar caer en ellas. Me siguen gustando los postres, me gusta tomar de vez en cuando una copa de vino, lo hago, pero con la diferencia de que finalmente he aprendido cómo hacerlo moderadamente. Antes comía un galón (3.785 litros) de helado en una sentada, y ahora ni lo veo. Si como dulce, no son postres sino cosas dulces naturales. Queso cottage con fruta, pero nada más. Tengo miedo, tengo mucho miedo de empezar a comer y empezar nuevamente a vivir con una adicción."

"Estoy orgullosa de mí. La gente me ve ahora y piensa que toda la vida he sido delgada, y no les voy a confesar como si fueran curas en un confesionario que he bajado 130 libras (59 kilos). En primera, porque no lo creen; y en segunda, porque explicarles es un cuento largo: nadie que me conoce ahora cree lo que viví en los meses en los que perdí 120 libras (55 kilos) ni los sacrificios ni el precio que he pagado y que estoy dispuesta a seguir pagando. Hago ejercicio cuatro veces a la semana, camino cinco millas (8 km), corro dos millas (3 km), voy al gimnasio diariamente por las noches al salir del trabajo, y esto es parte del constante esfuerzo que me impuse para vencer mis debilidades. He aprendido que a diario hay que dominar la parte de mi cerebro que me sabotea para que pare y abandone todo. Al final de esa lucha momentánea, me queda en claro que estoy haciendo lo correcto y que vivo una nueva vida. El ejercicio no es una moda. Ya es parte de mi vida, de mis funciones diarias como comer, bañarme o trabajar, algo que ni en los sueños más remotos existía para mí."

Alina García me ha sorprendido día a día. Mientras escribía *Dietas y recetas...* la observaba rogando a Dios por su cambio. El día que tuve la seguridad de que su vida era otra para siempre, fue en medio de una frugal comida en un restaurante. Ambas compartimos la porción de comida, ambas pedimos té sin azúcar, ambas estábamos felices de que entre el pasado y nuestro aspecto actual había un enorme abismo de diferencia. Ya no éramos víctimas de la gula.

"Mi mente ha cambiado. Me ha dejado ser más positiva, ser más feliz conmigo misma. ¿Sabes de qué debo cuidarme ahora? (cuando pensé que contaría la historia de algún Don Juan de oficina, me dejó perpleja). Antiguamente, en el trabajo, hacía las cosas por mis méritos, ahora tengo que tener cuidado de que no me tomen sólo como una mujer bonita, ni por como luzco, sino por lo que valgo como ser humano, porque esa parte no ha cambiado, sigo siendo la misma persona."

Mientras hablaba yo la observaba como si estuviera frente a otra persona, y me dieron ganas de llorar de felicidad porque en ese momento su actitud estaba ya al parejo de su imagen con siete tallas de ropa menos. Así como Alina García vivió conmigo los primeros momentos de mi dieta hasta que pasaron los momentos críticos de la desintoxicación, allá por julio de 2001, me tocaron a mí los primeros momentos de su nueva persona: por primera vez poder ponerse un pantalón entallado. Por primera vez llegar a una talla 14, por primera vez usar una minifalda, aunque también por primera vez decidida a la cirugía plástica. Habla Alina García:

"A lo mejor era luchar contra un imposible, pero yo pienso que no hay cosas imposibles. Luzco bien, sí, pero quiero estar mejor porque sé que en esta batalla quien más ha sufrido ha sido mi cuerpo. Ahora me veo en el espejo y digo: 'Ahora sí soy una persona normal, antes era un monstruo'. Yo misma me veo y no me creo, porque oiga usted, hay que ver las fotos. Ahora me gusto mucho. Me miro en el espejo y me digo: '¡Ay!, ¡qué bonita estoy! Hoy me pongo esta ropa o esta otra'. Yo había olvidado el poder que tiene la mujer cuando es muy femenina y puede vestirse y verse bien. Antes podría haberme desnudado en plena calle y ¿qué es lo que me hubieran tirado? ¡Un cubo de agua! Y nada más."

"¡In-cre-í-ble, lo que yo he hecho!"

"Porque no dejo de reconocer que se necesita una voluntad extraordinaria para hacer lo que yo hice. Le doy gracias a Dios y a mis amigas que me dieron el apoyo que me hacía falta en los momentos en que me hizo falta. Pero hay algo más importante aún: me siento más contenta conmigo misma. Porque pude haber recibido consejo o apoyo, pero no estar a gusto conmigo. Sé que no hay peor sordo que el que no quiere escuchar pero yo supe oír cuando me llegó el momento, quizá porque como dice la autora de este libro, cambiar para siempre, adelgazar, vencer a la comida es algo que sucede cuando estás lista. ¿Qué espero ahora? Seguir y seguir con mi dieta moderada para siempre. Mi meta es que dentro de un tiempo, cuando cumpla 45 años, me vea increíblemente mejor que a los 35, cuando estaba gorda, fea, acabada, de todo. Yo creo que la base en esto es quererse uno... y quererse mucho; y pensar en el futuro. A partir de ahora quiero seguir así y llegar a ser una vieja feliz."

En medio de tan completa narración olvidaba algo: cuando Adrianna estaba peor y me di cuenta, en un viaje que mi hija hizo a Miami, le pedí a Alina que viniera con algún pretexto a hablar con ella para que viera el gran cambio que había vivido. Adrianna habló con ella en esa ocasión, pero nada más. No estaba lista ni decidida a un cambio. Pero Alina fue la que me dio consuelo: "No te desesperes que solita tendrá que salir adelante. Tú verás. No la molestemos con más consejos que no quiere escuchar". Esa actitud sólo habla de una persona que se ha graduado y con honores, en un examen por no volver a ser obeso nunca más y que brinda su experiencia.

"Mi consejo, por si acaso lo necesita: ¿Está a punto de tirar todo por la borda? ¿Cree que su destino es ser obesa eternamente? ¡No! Nunca pierda la esperanza. Nunca piense que no lo puede hacer. No piense que tiene que bajar tantas o cuantas libras, sino que todo es paso a paso, etapa por etapa. Hay que fijar metas reales... bien reales. Si al principio yo me hubiera dicho: tengo que bajar 120 libras (55 kilos) seguramente que me hubiera cansado o decepcionado, o me hubiera aburrido y, en un momento dado, pensando que es demasiado para mí, lo hubiera dejado todo. En cambio, si las metas son por ejemplo bajar de 15 en 15, la carrera y la meta final son posibles.

"Hay que llegar al convencimiento de que estar a dieta y verse bien es parte de la vida, del resto de la nueva vida que tanto esfuerzo y sacrificio ha costado. Hay que aprender a no ser inflexible con uno mismo. Ante las tentaciones, enfrentarlas con hechos reales. Es decir: 'a partir de ahora, si hoy comí chocolate, está bien, me di un gusto... fue hoy, pero mañana no'. Hay que recordar que hemos vivido como obesos durante muchos años y con muchas restricciones, y que eso sólo acorrala a la persona y no se llega a ningún lado.

"El cambio de mi vida ha sido tan positivo que me siento como si estuviera viva otra vez, porque antes estaba muerta. Ahora me doy cuenta de que hacía las cosas porque las tenía que hacer, que trabajaba porque tenía que trabajar, pero ahora no. Ahora, con 130 libras (59 kilos) menos, no sólo veo la vida diferente: ¿Saben qué? ¡Estoy convencida, de que la vida también me ve diferente a mí!

"Que les suceda exactamente lo mismo cuando llegue su momento, aunque para eso tendrán que pararse frente al espejo y decidir si quieren decir algún día: 'Ésa, ésa ya no soy yo'."

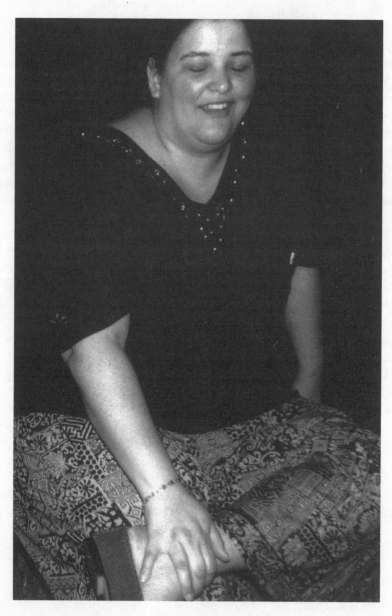

Ésta es la primera Alina, la del nunca jamás.

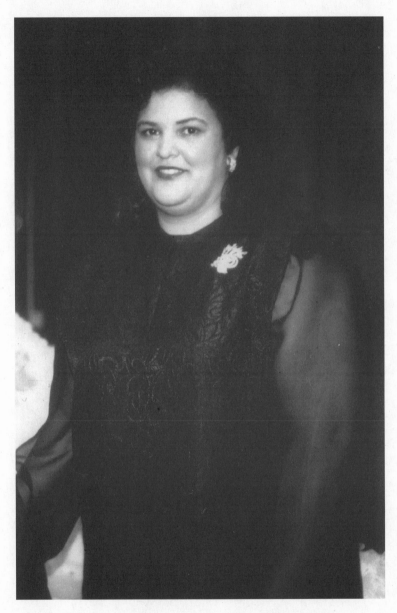

Ésta, la segunda Alina, la que comenzaba un cambio y luego lo rehuía.

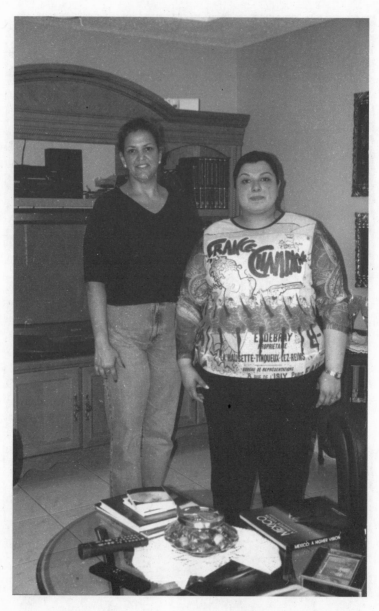

Alina, en plena transformación, junto a Adrianna. Mi desesperación por Adri era tal que le pedí a Alina que viniera a casa a hablar con mi hija para convencerla. Nada ocurrió en esa ocasión, Adrianna no estaba preparada.

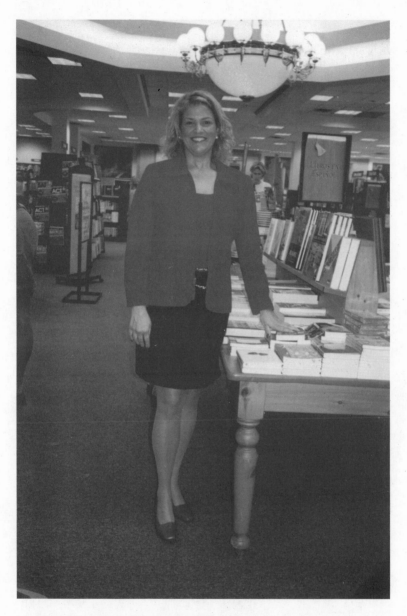

Alina García, "mi *poster girl*", ¡con 120 libras menos! (unos 50 kilos menos).
Hacía ya más de un año que era otra persona.

20. Saldando una vieja deuda

Cada vez que tenía que entrar al vestidor de la tienda de ropa, su mirada invariablemente me seguía con envidia. Lo noté especialmente a partir de que comencé a adelgazar. La mujer era la encargada del probador (alguien con quien necesariamente tenía que toparme si quería comprarme ropa ahí). Apenas me veía, me lanzaba el disparo:

—¿Y qué?… ¿Cuántas libras menos?

—Cuarenta y seis —le respondí la primera vez sólo para escuchar atónita la respuesta de algo que nunca le pregunté:

—Pues mira, yo no creo en dietas, y en un año yo sé que vas a engordar lo doble de cómo estabas.

Me parecía increíble que aquella mujer que me agredía a causa de mi dieta, trabajara entre espejos. Los mismos espejos que con sólo pararse de frente la mostraban como es… gorda, rechoncha, cabezona y… sangrona, o pesada (o cual sea el adejtivo), para calificar la envidia con que vive.

Aquella primera vez tuve el impulso de mandarla al diablo, pero recordé algo que me habían enseñado desde niña: a las personas mayores no se les debe insultar… Así que salí del vestidor y nada.

Hubo una segunda ocasión en que me volvió a repetir su estúpida cantaleta al momento en que le pedía que me abriera un probador: "Tú verás que en un año engordas y más de lo que estabas… Las pastillas no sirven… Por eso, yo sólo tomo cosas naturales".

Decidida a no dejarme, cuando me aprestaba a lanzarle la más inocente de mis "Collins Special", algo así como: "¿Y qué clase de pastillas toma? Debe de-

149

mandarlos, ya que en lugar de enflacarla ¡la tienen como ballena!". Total que en ésas estaba cuando en ese preciso instante entra en el vestidor un grupo de mujeres que me reconocieron... no me quedó otra que callar. Y la saboteadora, riendo.

Al salir del vestidor, otra empleada que había presenciado el ataque verbal de la cabezona, se me acercó tratando de consolarme:

"M'hija, no hagas caso. ¿No ves que esa mujer es así porque es una gorda sin remedio a quien siempre le han fallado las dietas? Ella ataca a todo el mundo que está tratando de adelgazar porque lo ha intentado mil veces y siempre ha fracasado. Ésa es la razón de su frustración y veneno contra toda la gente que, como tú, lucha por lograr el cambio... Es una gran amargada..."

Sólo acerté a agradecerle su amabilidad. En realidad me sentía muy mal y ofendida. Por un momento pensé en no regresar al sitio, pero reflexioné que eso era ceder algo que no debía. Nadie tiene por qué meterse con uno, ni cercar su vida, sólo porque se le da la gana. Como la cabezona del vestidor (así me refiero a ella) me tomó por sorpresa las primeras dos ocasiones, y sabiendo que buscaría una nueva oportunidad para agredirme, me preparé tal y como si fuera a pasar un examen de la escuela. Por supuesto, la oportunidad se presentó nuevamente.

Apenas me vio entrar, seguramente se frotó las manos y afiló los dientes: "¿Y qué? ¿Sigues tomando pastillas para la dieta? Te voy a hacer una predicción: te vas a enfermar... bueno no, no sólo te vas a enfermar... ¡te vas a poner gravísima!... y lo voy a ver".

Dicho eso, se fue sin que yo pudiera por lo menos mentarle la madre, dejándome en un estado de conmoción total.

Decidí que era mucho con demasiado. Sin importar el escándalo tendría que darle su merecido. Hablé con la gerente de la tienda, quien la puso en orden a pesar de que cobardemente afirmó que "sólo me estaba dando consejos por mi bien", pues no creía en las pastillas. ¿Consejos? ¿A mí? ¿Y cuándo se los pedí?... ¿Acaso es doctora? Y... ¿consejos al mediodía en un vestidor, de tremenda cabezona frustrada? ¡En mi vida había visto semejante descaro!

Era la clásica actitud de la saboteadora cobarde. Ataca a la víctima únicamente porque se siente en posicion de hacerlo. Y eso es lo que hacía aquella mujer dentro del vestidor, donde se sentía la reina de las tallas (y de la ropa que no podría ponerse porque simplemente no cabría en ninguna).

Así son estas alimañas que vienen en todos tamaños y colores sin importar sexo, hombres, mujeres, eso sí, y hago la aclaración: en esto nunca

150

ha entrado ningún miembro de la comunidad homosexual que siempre ha sido respetuosa y de apoyo para con mi nueva figura.

Pero si usted ha vivido algo semejante y cree ser, junto conmigo, la única víctima, se equivoca. Mi hija Adrianna no se ha salvado y ha conocido también a toda una variedad de personajes que tienen como misión en la vida provocar el sabotaje de la dieta.

"Cuando las primeras veinte libras fueron notorias, en la oficina en Canton, Ohio, todos los de mi Club de Apoyo formaron una barrera de ayuda y protección a mi alrededor. Sin embargo no faltó fuera de mi ambiente de trabajo quien llegara con la piadosa pregunta: "¡Ay, ten cuidado que estás bajando muy rápido!", o "Me preocupas amiga, porque debes de tener cuidado con lo que estas tomando", o "¿Por qué no intentas mejor con pastillas naturales en lugar de ésas de doctor que son tan malas?". Eran los que decían cosas que, de no haber estado tan segura de querer adelgazar, me hubieran hecho flaquear y abandonar todo. Lo peor es que cuando yo les preguntaba las razones para que me dieran esos consejos que mi madre llama "no solicitados", los personajes en cuestión tenían una ignorancia tal que, en lugar de enojarme, me daban risa. A mí no me hicieron el menor daño, pero no sé cuáles podrían ser las consecuencias en otros que no estén tan seguros como yo de continuar a dieta".

Y todavía quedan un par de personajes a quienes no hay que olvidar nunca: el que espera que su víctima adelgace y luego con dulce tono le suelta el tiro a bocajarro: "¿Estás segura de estar haciendo las cosas como te lo indican? Es que no veo que hayas perdido mucho peso". ¡Me han dado ganas de caerles arriba y desgreñarlas!

Sammy, el estilista de las estrellas, me decía que hay de saboteadores a saboteadores:

"No hay que perder de vista al que lo ve a uno muriendo de la fuerza de voluntad por no comer algo prohibido y en ese momento deciden atacar: 'Fulanito, ¿estás a dieta? Ven acá, ¡si yo no recuerdo que fueras gordo!' La gente es curiosa, venir a decirme que no se acuerdan de uno gordo, ¡cuando a mí me han dicho las cosas más fuertes del mundo por estar gordo! ¡Qué va!

Alina García (la *poster girl* de mis dietas) previno siempre el arribo de saboteadoras a la hora del almuerzo: "Ésas eran fáciles de reconocer y después de evitar: siempre llegaban ofreciendo tentaciones de comida… Nada más de verlas llegar, les huía… No iban a salirse con la suya".

Finalmente, este capítulo se llama "Una vieja deuda" porque eso fue lo que cobré un día a "la cabezona del vestidor". Adrianna, a quien había contado la última anécdota de la mujer que me insultó, estaba en Miami de visita y fuimos a comprar ropa. Sin que me diera cuenta, mientras yo escogía algunas piezas ella se me adelantó al vestidor.

De pronto, al escuchar una discusión dentro, fui corriendo sólo para encontrar a mi hija arrinconando ¡al personaje contra una esquina!:

"La próxima vez que yo sepa que tú a mi madre le deseas que se enferme y que se ponga *gravísima* por estar a dieta… ¡te voy a estar esperando allá afuera, gorda cabezona! Sólo una mala persona como tú puede desearle daño a otra, pero escúchame bien: por muy mala que seas eso no te protege de nada. Por el contrario, lo que nos deseas a nosotras se te va a regresar a ti. Así que si has querido que mi mamá se ponga grave y le pronosticaste verlo… ¡Graves se van a poner tu hija y tu madre!… ¿ok?"

El grito para llamar a "mi adorado retoño" quedó en susurro al ver a mi muchachita defendiéndome tal y como yo lo hice en innumerables ocasiones cuando era niña y la agredían por gordita. Al verme, Adri soltó a la mujer que temblaba pidiéndonos no reportar el incidente con la gerente de la tienda, porque la despedirían.

Pero sí lo hicimos, y hablamos con la encargada, porque alguien tenía que cobrarle a aquella cobarde por sus ofensas y su maldad. Si fue tan valiente para seguirme acosando, valiente tendría que ser para afrontar las consecuencias. Tiempo después, varias empleadas me llamaron para darme las gracias porque el personaje en cuestión las tenía siempre acosadas, sólo que nadie podía hacer nada por temor a perder el puesto, ya que la tipa aquella tenía mucho tiempo en el almacén y buenas conexiones con los jefes, y no iban a prescindir de sus servicios. En apariencia, desde el incidente con nosotras las cosas cambiaron, y hoy difícilmente habla con otros.

Me alegro de haberlo hecho.

Por lo menos fui la voz de todos aquellos que no pudieron hacerlo.

Pero bueno, ésa fue mi forma de terminar con una saboteadora que se "había pasado de la raya". Quizá con usted las cosas no sean tan violentas. De cualquier forma no baje la guardia: hay varias formas de terminar con los saboteadores.

Primero, identifique si son amigos con buenas intenciones o simples asalta-gordos-en-redención.

Si se trata de estos últimos *ia la carga mis valientes!* A estos saboteadores no se les puede permitir un solo ataque porque es cuestión de supervivencia: o ellos o usted. Y toman cualquier deferencia como debilidad.

Así que prepárese, que no lo tomen por sorpresa. Por lo menos, si los ve acercarse y no sabe qué decir, recuerde y dígales en voz alta la oración que de niño seguramente le enseñaron para correr al demonio: "Cruz, cruz que se vaya el diablo y venga Jesús".

Pero quedarse callada...

¡Nunca!... ¡Nunca! ¿Me entendió?

21. Espejito, espejito

Yo sé que apenas compre usted el libro, lo primero que hará es ver si ahora también incluí fotos. ¿Y cómo no? Si a todos nos encanta vernos en el espejo de las fotografías.

Unas y unos lo harán por puro chisme. Los imagino diciendo: "Mira que gordotota se ve" o "ay, no sé como no les daba pena estar así". Otras y otros recurrirán a este espacio para ver si cumplimos la meta. Lo cierto es que las fotos son las únicas que pueden mostrar si todo tiempo pasado fue mejor. O peor. En mi caso, a Dios gracias, mientras más años pasan, la vida ha sido y es más generosa, premiándome con la madurez que me hace lucir mejor. Aunque a decir verdad, yo también me he portado bien con mi cuerpo (a excepción del tiempo en que le entré duro al diente y me puse chancha).

Adrianna, mi hija, piensa igual. Para ella estas imágenes son testigos de la otra persona que era. Estoy de acuerdo. De la otra Adrianna sólo queda el recuerdo. La de ahora está a un océano de distancia. Por si tiene alguna duda de que en esta vida todo es posible mientras uno respire, éntrele con ganas... a las fotos.

Aquí está la prueba de la verdad.

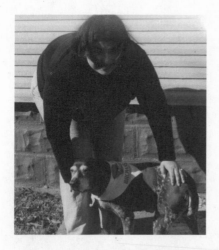

Riscka murió el 28 de agosto de 2001, a los 18 años. Para Adrianna, Riscka fue su gran compañera, en las buenas como en las malas; era como una hija para ella y para mí, como un miembro de mi familia.

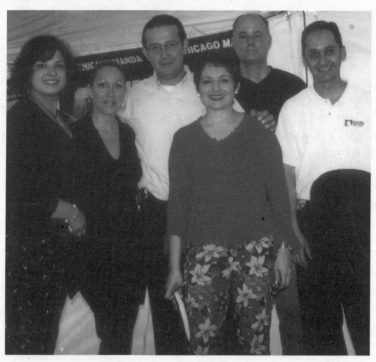

En Chicago, con mi *team* (equipo) de lujo: Adrianna, Marta Victor, mi editor y amigo Moisés Martínez, mi marido Fabio y Ernesto Martínez, de Giron Books.

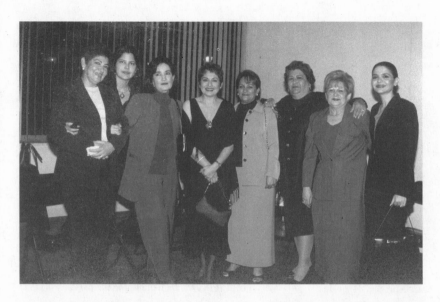

Diciembre de 2001, en Coatzacoalcos, Veracruz, cuando me hicieron "Ciudadana del año". En el extremo izquierdo, mi amiga, la Chata Tubilla, ¡por supuesto!

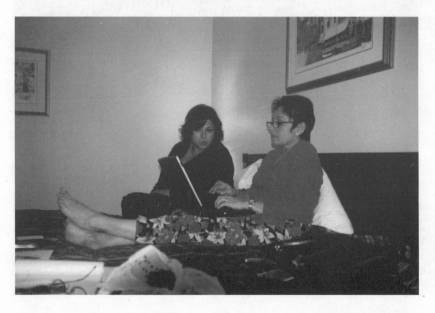

En Chicago, con Adrianna, escribiendo juntas este libro, en un descanso entre autógrafos.

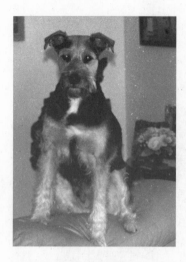

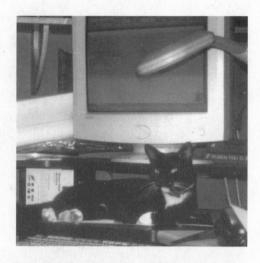

Mientras tanto, Leo dirige todo desde las alturas... de un sofá.

En esas largas noches como autora, Botas me acompaña y también me supervisa.

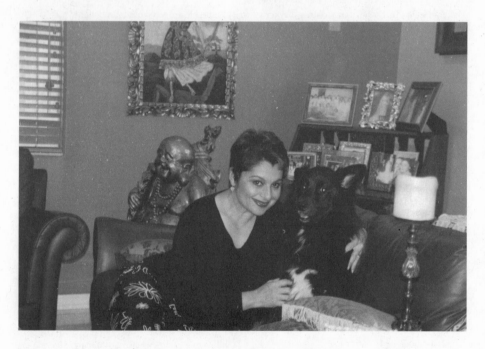

En esta foto estoy recibiendo consejos de Dumbo para escribir *Quién dijo que no se puede*.

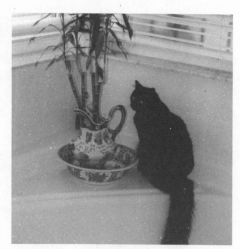

Éste es Lupillo Rivera, captado en el momento en que filosofa sobre si se puede o no se puede.

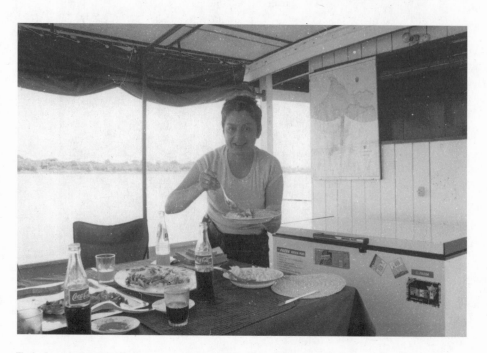

En la Amazonia peruana. Aunque parezca mentira, estoy portándome bien en esa inmensidad que es el Amazonas.

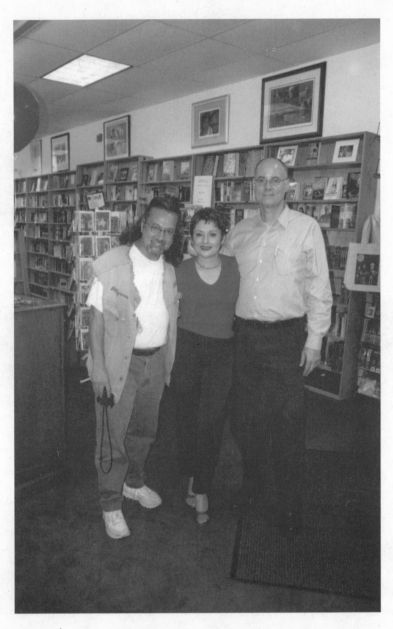

En Los Ángeles, con mi compadre Félix Castillo y con Fabio, quien ha soportado mis larguísimas sesiones firmando libros.

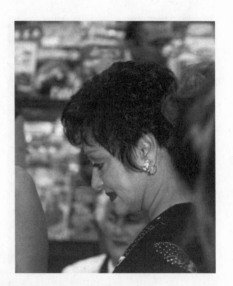

¡No soy yo, es una admiradora de Miami!
Le están diciendo que se parece a mí, ¿será?

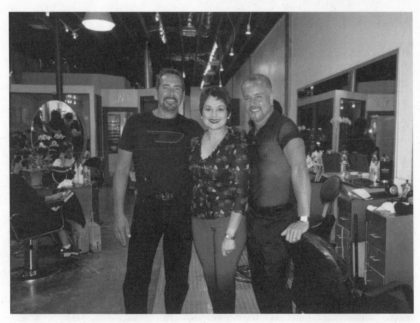

En *Avant Garde*, Miami, con Renán y George. Es el santuario de la belleza,
de allí salgo renovada y me voy directo al estudio de *Noticiero Univisión*.
(Renán jamás pensó que el corte que diseñó para mí sería tan imitado.)

161

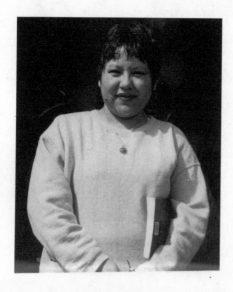

En Atlanta, otra de mis seguidoras.
Es un honor que use mi corte de pelo,
pero más me enorgullecen sus ganas
de cambiar.

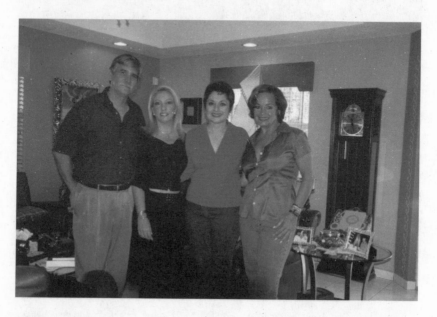

Con Diego y Guadalupe Merizalde y Blanca Tellería, quien ha logrado un gran cambio
comiendo bien. La dieta de Guadalupe... ¡riquísima!

162

22. ¿Quién dijo que no se puede?

Gaby Tristán, mi amiga de años y productora del noticiero del fin de semana, me dio la idea de incluir las historias de triunfo del lector común y corriente, por una razón tan sencilla como cierta: "La gente te ve en la televisión y comprueba lo que has hecho, y seguramente ahora quieren ver si funciona sobre la base de la persona regular, en Pepita Pérez, en Juanita López. Porque habrá quienes digan: tiene dinero, tiene entrenador, tiene cocinera y cómo lo voy a hacer yo, una empleada con sueldo mínimo y con familia que mantener. La gente debe ver que lo que tú has logrado Mac, hecho en la forma más normal del mundo, ha surtido efecto en cualquier persona, común y corriente, con quien el lector se pueda identificar".

Siempre he pensado que por eso estas muchachas son productoras: porque producen. Lo que Gaby Tristán me sugería era presentar testimonios de triunfo del público para que aquellos que tienen una historia de éxito sirvan como inspiración a otros. Gaby me hizo ver que todos ellos debían tener voz propia para contar lo suyo en este libro.

La siguiente tarea era encontrarlos. El *site* electrónico de Univision.com fue una gran ayuda. Ahí, una de las grandes colaboradoras de los foros de discusión es Mercedes Juan, una cibernauta española a quien no conozco personalmente y que, aunque vive en Europa, está tan enterada de todo lo que sucede en Miami y Estados Unidos como si fuera vecina del East LA o de Hialeah, en Florida. Desde Alicante, Mercedes recopiló y pidió permiso a todos para publicar sus casos. Además, envió su foto, misma que publico para que los ociosos que, al leer la gran defensa que hace de mi trabajo y que aseguran que Mercedes Juan es un pseudónimo que yo utilizo para defenderme, se den con un palmo de narices.

¡Como si yo necesitara esconderme con un pseudónimo para defenderme!

Pero en fin, dejo el pleito y regreso a lo mío. A través del correo me llegaron unos casos y por Univision.com llegaron otros. A Mercedes Juan le debo su gran ayuda incondicional que no la paga dinero alguno: cuando Cristina me abrió un espacio en su foro para responder preguntas y el público hizo el mayor número de visitas a un tema que no encabeza un artista: casi ¡24 000! en un solo rengloncito, Mercedes, Geraldine Muñoz, Yuliana y Lotty Vargas creyeron en la necesidad de crear uno para que yo contestara las mil y una preguntas de las dietas. Hicieron las gestiones ante Univision.com y ahí está mi foro, como una verdadera aportación de servicio social, sólo por ayudar. Así que honor a quien honor merece.

Finalmente, cuando ella me envió los testimonios más representativos, conocí el caso de una persona que ha hecho un cambio total en su vida, no con *Dietas y recetas...*, pero ¿qué importa? Logró ese triunfo y servirá de inspiración. Es el caso de Blanca Tellería, quien colaboró en las relaciones públicas de mi primer libro y es una "nueva Blanca". También está el caso de César Rodríguez, compañero en la mesa de asignaciones en el programa *Primer Impacto*, quien maravillosamente ha vencido una obesidad de más de 15 años.

¿Por qué no iba a incluir sus historias de triunfo? Cuando digo que de Jorge Ramos he aprendido muchas cosas, es porque también parte de ese aprendizaje es ponerlo en práctica. Él dice que en este mar hay espacio para todos. Yo lo aplico a este campo de las dietas y por supuesto que hay espacio para todos, todos necesitamos nutrirnos con las experiencias y los métodos de los demás. En fin, que dejo la perorata y aquí se los presento. Ahora podrá conocerlos tal como los cuentan sus autores. Después, le puedo apostar que tanto usted como yo estaremos de acuerdo en que por encima de la fuerza de voluntad... no hay nada. *¿Quién dijo que no se puede?*

JESSY GONZÁLEZ
Periodista y ama de casa

Soy colaboradora de varias revistas de farándula y me enteré por Rosana Franco, del programa *República Deportiva*, de Univisión, que Mac iba a sacar un libro de dietas contando su victoria en la lucha contra su gordura.

Yo, que siempre tuve problemas de peso, en parte por tener una exclusiva y en parte por desesperación fui una de las primeras en pedirle una entrevista para la revista *TV y Novelas*. Por varias razones, necesitaba enterarme de "su secreto". Yo necesitaba adelgazar, pesaba en aquel entonces 186 libras (84.5 kilos) y como mido 5 pies y 6 pulgadas (1,67m) y sólo tenía 25 años de edad...

Era agosto de 2001. Me puse de acuerdo con ella para la entrevista y con sólo llegar a su casa me contagió de su optimismo y me cautivó su manera de ser, tan sencilla, alegre, luchadora e inteligente.

Salí de su casa, libro autografiado en mano, y con todas las ganas de comenzar mi batalla. En dos días me lo devoré. La misma noche de aquella entrevista comencé a leerlo y no paré hasta que lo terminé. Con él en la mano juré hacer la dieta de una vez por todas. Pero no fue sino hasta tres meses después cuando realmente comencé. Al llegar con el doctor Lipman, casi me pongo a llorar cuando, basándose en lo que contesté en el cuestionario que me dio, concluyó que yo comía como un camionero. El doctor me indicó una dieta que realmente me gustó porque podía comer casi de todo, aunque tuve que renunciar totalmente a los chocolates y las sodas, que son mi vicio y mi perdición.

Han pasado ocho meses y he logrado adelgazar 45 libras (más de 20 kilos) y sigo bajando de peso.

En todo ese tiempo María Antonieta me ayudó mucho y aprovecho para agradecerle sus consejos y sus porras, porque tal vez sin ello no lo hubiera logrado. Hoy me siento feliz y bonita, pero tengo bien claro que me faltan 20 libras (9 kilos) más para verme como debe ser.

Hago una hora de ejercicio cuatro veces a la semana. Tomo mucha agua y aunque a veces me doy mis gustos, trato de no abusar recordando que este resultado me costó lágrimas y mucho esfuerzo y no debo tirarlo por la borda.

Hoy peso 142 libras (64.4 kilos) y soy otra persona. ¿Mi consejo? Quererse mucho, ser tenaz. ¡Y pensar que sí se puede!

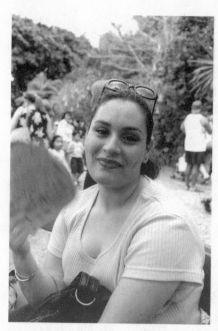

Así estaba Jessy González, la de antes.

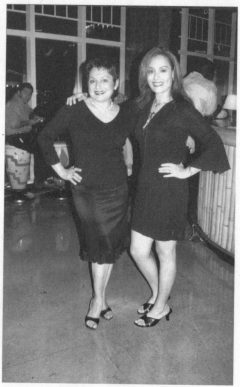

Jessy, después de su dieta, con 45 libras (unos 20 kilos) menos. En esta imagen estamos juntas; era el tiempo en que recaí, pero luego me recuperaría.

ALFREDO MONROY
Físicoculturista

A pesar de que por mi gordura tuve muchas complicaciones de salud, no fue sino hasta el 1 de julio de 1998, a los 30 años de edad, cuando decidí que perdería las libras que me dañaban iniciando la drástica transformación de 480 a 180 libras (218 a 82 kilos) que tengo hoy y que he mantenido con mucha disciplina.

Alfredo Monroy.

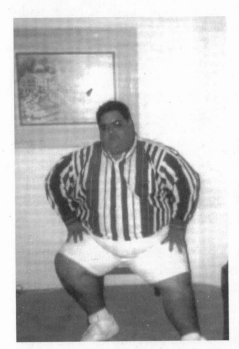

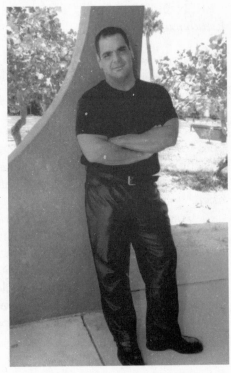

Sí, es él. Esto demuestra que basta con querer hacerlo y ponerse a trabajar para lograrlo.

Todo es asunto de querer hacerlo realmente y hacerlo de verdad. Hay que aprender a disciplinarse en todo el sentido de la palabra, desde un buen inicio de rutina de ejercicios, por muy sencilla que sea, y un cambio en los hábitos de comida, hasta evitar el desaliento. Hay quienes al no ver resultados en un par de semanas dejan todo; no fue mi caso porque yo estaba seguro de lo que quería. Comencé poco a poco haciendo caminatas de cinco a diez minutos diarios, ya que mi cuerpo era tan pesado que en ese entonces sólo me permitía andar muy lento. Perder peso no fue lo difícil, lo terrible fue mantenerme en ese peso perdido.

En diciembre de ese mismo 1998, tras cinco meses a dieta, había perdido 70 libras (casi 32 kilos), pero en enero de 1999 nuevamente me confié y volví a engordar. Fue mi madre la que me abrió los ojos al error y eso me devolvió a la realidad. Mi meta fue ir más allá: de un gordito sin opciones, me convertí en un entrenador físico. Han pasado cuatro años y es como si hubiera entregado mi cuerpo viejo a cambio de uno nuevo que yo solito hice.

KAREN ORTIZ
Estudiante

Durante mis años de *high school* me mantuve en el mismo peso, pero después que empecé el *college* (universidad) me descuidé no sólo un poco, sino por completo, al punto de llegar a pesar 184 libras (83,5 kilos), midiendo sólo 5 pies y 4 pulgadas (1.60 m).

Todas las semanas me proponía que el lunes comenzaría una dieta, pero todo se volvía cuento y no tomaba las cosas con seriedad. Bajé algunas libras con la dieta de unas galletas, pero me sentía tan decaída por casi no ingerir alimentos, que decidí hacer otra cosa para mejorar mi salud física.

Compré *Dietas y recetas de María Antonieta* y cuando lo estaba leyendo sentía que muchas cosas reflejaban mi propia historia. Gracias a *Dietas y recetas...* aprendí a comer y a mantenerme en un mismo peso, y no sólo eso, ahora peso 145 libras (casi 66 kilos) y sigo sus consejos. Mi próxima meta es poder perder 10 libras (4.5 kilos) más. Hoy soy una nueva persona. Me siento segura de mí misma y he aceptado de una vez por todas que la comida es mi debilidad y que, para poder darme el gusto, tuve que aprender a comer.

Mil gracias por tu libro.

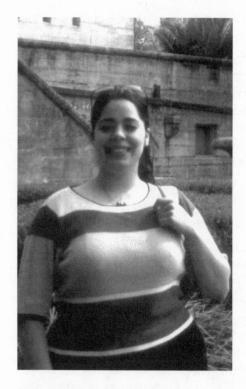 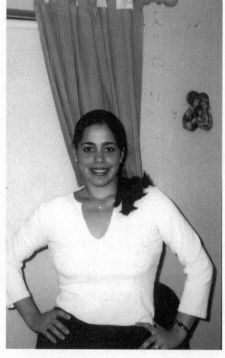

Así llegó a estar Karen Ortiz, antes.   Karen con 40 ibras (16 kilos) menos. ¡Sí se puede!

BLANCA TELLERÍA
Publirrelacionista

Aunque desde que leí el libro de María Antonieta tomé más conciencia de las razones por las que hay que estar a dieta, fue en abril de 2002 cuando comencé con la comida de Guadalupe Fósil de Merizalde. Con sus comidas no pienso que estoy a dieta, sino en una forma nueva de vivir y ya. Antes de esto llegué a pesar 180 libras (casi 82 kilos), mi talla era 14-16. ¡En tres meses perdí 40 libras (18 kilos) y llegué a la talla 4! Lo que pasa es que simplemente me alimento como debe de ser. Yo no me propuse estar así, tuve la suerte de conocer a Guadalupe y a su esposo, el ginecólogo Diego

Merizalde. Como él me vio gorda me ofreció la dieta, advirtiéndome que debería ser constante y disciplinada, y eso es lo que he hecho. Ya puedo comer arroz y pan integral pero no tengo necesidad.

Ahora yo no quiero pecar, tengo miedo al pecado de romper mi dieta. Desde el 1 de julio de 2002 camino como ejercicio, algo que antes no hacía. Mi actitud ante la vida es totalmente diferente, estoy animada, estoy más consciente de que me veo mejor, me gusto a mí misma, y me gusta, valga la redundancia, gustarle a la gente. Hay cien mil dietas y doscientos millones de excusas, pero lo único que funciona es la constancia y la disciplina.

GABRIELA SERPA
Estudiante

Lo que me inspiró de María Antonieta fue verla bajar tanto de peso y pensar que yo podía hacer lo mismo con sólo desearlo. Cuando me enteré de que teníamos la misma estatura de 5 pies y 2 pulgadas (1.57 m), pensé que sólo sería cosa de pasar la dura prueba. Me sentía terrible. Era como si alguien me hubiera inflado como lo hacen con los globos. Me conmovió escucharla hablar del sobrepeso de su hija Adrianna. Como la mayoría, he hecho todas las dietas habidas y por haber hasta que llegué a tener un desorden alimenticio. Durante meses seguí la que más daño me hizo y con la que sólo podía comer diariamente dos malteadas o batidos y una caja de los llamados *tv dinner* (comida congelada preparada). Cuando dejé aquello me dediqué a comer y comer sin parar, aumentando espantosamente... 200 libras (91 kilos).

Dietas y recetas de María Antonieta me enseñó que lo que yo estaba pasando le había sucedido a su autora. La solución vino cuando me di cuenta de que tenía un problema que no era únicamente mío y, como escuché a María Antonieta explicar que ella entendió que para salir adelante tendría que comer de manera saludable y que afrontó aquella situación que la estaba destruyendo, decidí hacerlo yo también. Tomé una clase de nutrición y aprendí a comer en forma saludable. He perdido 80 libras (36 kilos).

Ahora me mantengo en peso, aunque soy extremista y recuerdo los peores momentos. No como absolutamente nada que sea procesado o envasado; nada de dulces ni sal, ni nada que me haga daño. Más que por vanidad lo hago por salud. Tomo mucha agua y hago ejercicio. Ahhhhhhhh. Aunque me cae mal Sofía Vergara, je je, porque ella no tendrá nunca que pasar todos nuestros calvarios.

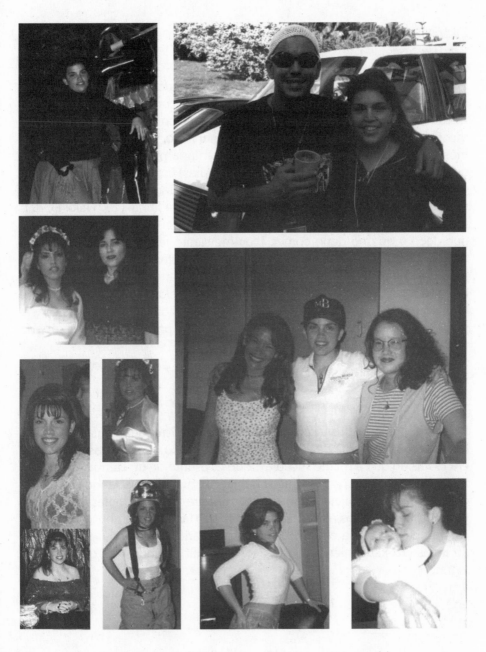

En esta muestra de Gabriela Serpa podemos ver que isí se puede!

LILIAN DE CIFUENTES
Ama de casa

Hace unos meses yo le escribí preguntándole si hacían daño las pastillas, a lo cual generosamente me contestó que debía consultar con un médico. Pues bien, consulté con un familiar que es médico y me respondió que lo que él sabía era que afectaban al sistema nervioso. Como los humanos somos necios, a pesar de eso decidí que intentaría probarlas porque estaba desesperada con mi peso de 158 libras (72 kilos) con una estatura de 5 pies y 2 pulgadas (1.57 m). Ahora le escribo para contarle cómo me fue: *Dietas y recetas...* y su ejemplo me ayudaron a perder 34 libras (15.5 kilos) y darme mi peso actual de 124 libras (56 kilos). Aprendí a comer, pues ahora sé qué debo y qué no debo comer. Hoy me siento feliz y sé que tal vez con tantas cosas que usted tiene que hacer no le importará saberlo; sin embargo, no quise dejar de contárselo. Como dijera usted en su libro: ahora sólo me queda subsistir en este mundo de tentaciones por la comida, pero creo que ahora tengo fuerzas para hacerlo pues me aterra, como le aterra a usted y lo pone en el último capítulo de *Dietas y recetas...*, pensar que un día podría despertar nuevamente gorda.

LILI CASTRO
Ama de casa

Durante un año *Dietas y recetas de María Antonieta* fue la guía que utilicé finalmente cuando me decidí al cambio. Entendí lo que ella pasaba porque era lo mismo que a mí me sucedía. Todo es asunto de un cambio de actitud mental que termine con los malos hábitos alimenticios. Cuando me enteré de que María Antonieta estaría como maestra de ceremonias en un acto para recaudar fondos a favor de los animales víctimas de abuso en Miami, compré el boleto y la esperé. Tenía que contarle mi historia de triunfo con 40 libras (18 kilos) menos. Sé que debo seguir bajando y sé que lo voy a lograr.

CÉSAR RODRÍGUEZ
Periodista

Yo había hecho todas las dietas, desde la del fen sin el otro fen, hasta la que me quisieran contar. Paré en la sala de emergencias del hospital por deshidratación con la dieta de la sopa, y ni para qué contar tantas aventuras más. Con graves problemas de diabetes, apnea del sueño y dolores en huesos y piernas, todo por el sobrepeso, decidí hacerme la cirugía bariátrica, conocida como gastroplastia. Mi vida es otra. He perdido gran cantidad de peso, no tengo hambre, no tengo ansiedad por la comida, me siento feliz y con energía, y creo que ésta es una oportunidad que la vida me está dando para ser mejor. La diabetes, apnea del sueño y todos los demás problemas han desaparecido.

Testimonios cibernéticos en Univision.com:

Grissa

Yo adquirí el libro de María Antonieta y de veras se los recomiendo muchísimo ya que es el que hasta ahora me ha acompañado en mi batalla con el sobrepeso. Me ha dado muchos ánimos y en ocasiones me he reído de las ocurrencias de Antonieta. Así es que si no lo reciben como regalo, búsquenlo por cielo, mar y tierra, como yo. Yo tengo 4 semanas con un tratamiento para la obesidad y voy muy bien, ya que me he apoyado mucho en el libro. He perdido 15 libras (casi 7 kilos). Espero seguir adelante por mucho tiempo. Échenle muchas ganas. Yo vivo en el área de Phoenix y si alguien vive aquí cerca, puedo decirles dónde lo adquirí.

xekegle

Al leer tu libro me di cuenta de algo que no había notado o no había querido notar. ¡Soy adicta a la comida! Pero a pesar de eso, siempre he sido delgada. Cuando me embaracé estuve acostada buen tiempo por algunos problemas y ¡engordé muchísimo! ¡Llegué a las 202 libras (92 kilos) de 130 libras (59 kilos) que tenía!

Había bajado 37 libras, pero ahí estaba estancada y ¡¡¡mi bebé ya tiene 2 años!!!

Compré tu libro y ¡bingo! ¡Ha sido maravilloso para mí! Aparte de reírme a carcajadas, ¡en tres semanas he bajado 16 libras más! ¡Ni yo misma me lo creo, pero es cierto.

He tenido que ignorar a las saboteadoras que me dicen con "buena voluntad" que así como estoy me veo divina, que yo soy muy alta, que si bajo más me voy a ver esquelética, que si me voy a enfermar por llevar dietas, que no me lleve de María Antonieta porque yo nunca voy a llegar a bajar todas esas libras, porque ella tiene dinero y la gente que tiene dinero se puede hacer de todo para estar bella, etc., etc., etc., y tendría que poner miles de etc. Tengo que luchar a diario con estos "amigos".

El estímulo que das en tu libro sí causa un efecto positivo, pero lo que más me ha ayudado es saber que tengo una adicción, la comida, que es como una enfermedad y hay que combatirla; como dice el último capítulo del libro, es saber que el monstruo está ahí, que siempre debemos tener cuidado de que no salga.

Marwhile

Solamente quería compartir con María Antonieta y sus seguidores que gracias a ella pude perder 20 libras (9 kilos). Desde el programa que hizo con Cristina me motivó y seguí mi propia dieta: comer solamente verduras y nada de grasa. En dos meses perdí 20 libras (9 kilos). Un millón de gracias por ser un ejemplo a seguir. Cariños.

angie23

Compré tu libro hace dos días y ya casi lo termino. Quiero que sepas que tú eres la inspiración y el ejemplo a seguir. Tus historias se me hicieron muy conocidas. Tengo 28 años y ya perdí la cuenta del tiempo que llevo probando todas las dietas que me recomiendan. ¿Sabes? Si yo pudiera bajar 15 libras (6.8 kilos) sería la mujer más feliz del planeta. Tu reto ahora es mi reto.

mero71

¡Hola María Antonieta! Primeramente te quiero dar las gracias por que tu libro *Dietas y recetas...* ha sido una gran ayuda para mí. Leer tu libro me ha dado mucha esperanza y sobre todo mucha fuerza de voluntad. Me siento confiada en que lograré mi meta de perder peso, gracias a ti. Me gustaría

174

saber cuándo será la próxima vez que te presentarás en el "Club de la salud" del *Show de Cristina,* ¡no me lo quiero perder por nada en el mundo!

Ladygin

Soy una admiradora de María Antonieta. Vi un programa que hizo con Cristina y me alentó mucho para bajar de peso con su ejemplo. Además la vi hablar de su hijita con tanto amor que me ganó el corazón. Ella me parece una señora digna de seguirle los pasos.

Sarah Pérez

Has sido mi motivación. Te felicito, María Antonieta, por todos los logros que hasta ahora has alcanzado. La verdad es que al verte en el *Show de Cristina* me has motivado a perder peso. Hace 20 meses tuve a mi segunda hija y se me ha hecho difícil perder aproximadamente 40 libras (18 kilos). Con tu libro sé que podré perder el peso que tengo de más.

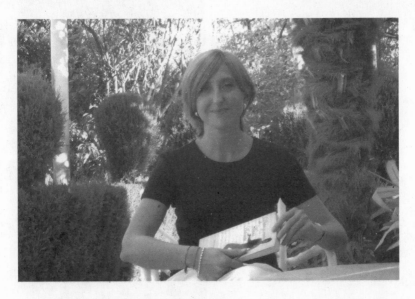

Mercedes Juan mandó esta foto desde Alicante, España. Y gracias a Dios, porque así los envidiosos que dicen que Mercedes es un pseudónimo mío, se morirán de rabia. A ella le debemos la recolección de testimonios.

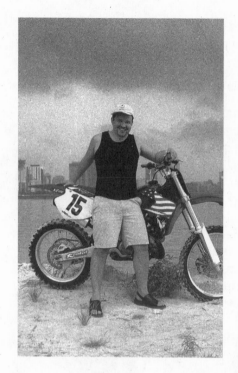

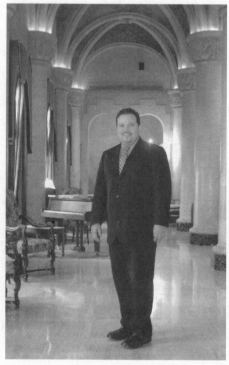

Rommel Rodríguez antes y después
de la cirugía con bisturí de Gloria Hincapié.

23. La gira mundial de Collins 2001-2002

Jorge Ramos me había guiado con todo tipo de consejos, no en balde había escrito tres libros y estaba en el proceso del cuarto. Pero se quedó corto en las cosas que me había advertido que pasarían.

"Vas a ver qué bonitas son las firmas de libros, Collins, vas a ver el contacto con la gente cómo se disfruta, vas a ver qué emoción el día en que presentes el libro en una librería, vas a ver." Claro que fue así. Aunque del dicho al hecho... hubo un gran trecho.

Miami fue la... prueba de fuego. Originalmente *Dietas y recetas...* sería lanzado en el *Show de Cristina* y el programa fue grabado los primeros días de septiembre. Coincidiendo con eso se llevaría a cabo la firma en la Librería Barnes & Noble de *Miracle Mile* en Miami. La fecha: miércoles 12 de septiembre de 2001.

Sobra decir lo que todos vivimos el 11 de septiembre. Yo jamás lo voy a olvidar, por las mismas razones de los demás y por las mías propias. Cuando el segundo avión guiado por los terroristas se impactó en la segunda de las Torres Gemelas en Nueva York, Marilyn Strauss, la productora, Ángel Matos, jefe de camarógrafos y yo literalmente brincamos dentro de una camioneta, hicimos el trayecto en 17 horas y 20 minutos desde Miami hasta la entrada a Manhattan.

No supe nada, sólo que estuve transmitiendo ininterrumpidamente los dos días siguientes desde el corazón de la zona dañada, muy cerca del *Ground Zero*. Jorge Ramos, quien se unió poco después para encabezar aquel equipo, en un descanso del jueves 13 de septiembre me preguntó qué pasaría con el libro y con las presentaciones. ¡El libro! ¡Las presentaciones!

Ése fue el primer momento en que recordé que había escrito un libro que estaba a punto de ser lanzado al mercado. ¡En la torre con las torres!

Llamé a Migdalia Figueroa, productora ejecutiva del *Show de Cristina*, y me informó que el programa había sido pospuesto por razones obvias, por lo menos tres semanas. En la librería Barnes & Noble pospusieron el lanzamiento para el día 20 de septiembre, dando tiempo a que la tragedia amainara, y así sucedió.

Pero una cosa es que el fuego amaine y otra la recesión y el miedo que provocaron los ataques. Todos los comercios, sin excepción, estaban pasando un tiempo grave con ausencia de clientes. En ese tenebroso panorama financiero, donde nadie compraba nada que no fuera necesario, *Dietas y recetas de María Antonieta* hizo su presentación al público. Raquel Roque, una de las personas que más saben de cómo se venden libros en Estados Unidos, me infundió calma: "Yo no me equivoco y sé que el tuyo va a tener muy buena aceptación entre el público". A Raquel, quien se encarga de la promoción de los autores cuyos libros distribuye, le confiaba yo mis temores:

–¿No estará fuera de lugar presentar un libro de dietas cuando yo misma he estado llorando frente a las cámaras desde Nueva York ante tanta tragedia?

–¡De ninguna manera! Eso es lo que quieren los terroristas, provocarnos terror y hacernos cambiar la vida. La vida sigue, y si yo creyera que eso va a dañarte, ten la seguridad que sería la primera en cancelar la presentación, porque mi negocio es vender libros y no voy a terminar con todo por una necedad.

Lo mismo pensaba Moisés Martínez, mi editor, quien siempre pensó que los planes tendrían que seguir adelante. Mis amigos de la radio de Miami, siempre generosos, cooperaron difundiendo el evento y así llegué a la presentación.

Había casi doscientas personas, entre ellos, todos mis compañeros de Univisión. La presencia de Jorge Ramos, María Elena Salinas, Teresa Rodríguez, de todos los que me quieren, hizo el momento emotivo. Jorge, fuera de programa, se reventó un discurso que hasta hoy recuerdo con lágrimas por las cosas bonitas que dijo. Como sucede con los actores en el teatro, él me estaba dando así la "patadita" de la buena suerte. *Dietas y recetas...* había pasado su prueba de fuego y... ¡Las torres gemelas no me habían dado en la torre!

Poco después llegó la otra gran prueba: la primera gira firmando libros. Dos firmas en las dos Librerías Girón de Chicago. Me preocupaba, pero me gustaba el reto; comoquiera, Miami es mi casa, y ese viaje fue un tesoro a descubrir. Fue emocionante la respuesta de cientos de mujeres que me esperaron haciendo largas filas, sin importar el frío, premiando el esfuerzo de alguien como yo, que no es modelo ni artista, sino una periodista a la que han visto ganar y perder peso en la televisión. Mi familia de Canal 66 de Univisión no dejó que el evento pasara inadvertido... Y por supuesto que eso no sucedió. Largas filas, y yo firme que firme libros sin tiempo para nada más, ambas cosas me dieron una anécdota para recordar toda la vida:

La calefacción, dentro de Librerías Girón, hizo de las suyas con mi cuerpo y de pronto sentí que la vista se me nublaba y que me iba a desmayar, pero mi sentido de supervivencia me alertó de algo: "Lo que te pasa Collins, no es más que el calor, el cansancio, la falta de alimento por las largas horas y fijar la vista para escribir algo a cada uno, te tiene al borde de caer. Si te desmayas públicamente la gente no va a creer que es por todo lo que te he dicho... sino porque tu dieta es mala y te provocó el desvanecimiento... Así que ¡aguanta!".

En realidad no se cómo no me desplomé. Fabio, mi esposo, a quien yo trataba de llamar sin que nadie se diera cuenta, no me hacía el menor caso, así que me armé de fuerzas y graciosamente pedí permiso a la concurrencia para ir al baño. Ahí llamé a mi marido para enterarlo de lo que me pasaba, lo que pudo haber arruinado todo.

Poco después, el problema se solucionó haciendo un tiempo para comer algo y teniendo fruta a la mano para recuperar las energías. Chicago me enseñó la gran lección que no olvido, pero de la que salí adelante sin mayor problema.

Y a Chicago le siguió California.

La librería Martínez de Santa Ana me dio otra gran bienvenida, a esto contribuyó en gran medida la ayuda de mis compañeros de Canal 34 de Los Ángeles. Siempre he creído que más vale tener amigos que dinero, y Denise Dopazo-Andrews, desde la oficina de Afiliadas de Univisión en Miami, fue otra de las hadas madrinas de *Dietas y recetas*...

Nuevamente había una fila formada por mujeres de todas las edades quienes me dieron la bienvenida, premiando también a Rubén Martínez pues ha ayudado grandemente para la difusión de los libros en español en Estados Unidos. Mi compadre, Félix Castillo, un personaje de ésos por los que uno agradece a la vida conocer y tener cerca, nada más supo que iría a Santa Ana, rápidamente se apersonó en el sitio con su muy particular estilo:

"Ay, comadre, cuando venía en camino estaba preocupado pensando cómo te recibiría la gente. Tienes que tener en cuenta que es jueves por la tarde y que todo el mundo está trabajando. Pero al ver esta multitud sólo me queda decirte que este lleno... ¡Ni los Tucanes de Tijuana en un palenque!"

Mi compadre lo decía con su vocabulario festivo, pero era verdad. La fila que había fuera de la librería hizo que los bomberos llegaran a preguntar qué pasaba y quién era la mujer que firmaba libros. No entendían que un libro de dietas provocara eso. Pero la recepción era más que por el libro. Era la respuesta cariñosa para alguien que no ha tenido reparo para hablar del problema que nos aflige a la mayoría de las hispanas en Estados Unidos y a sus familias. Y algo más: Adrianna se convirtió en la preocupación de todas aquellas y aquellos que llegaron a verme, esperando saber qué había pasado con mi hija mayor, porque eso podría ayudar a los suyos.

A California le siguió Atlanta. Ahí Francisco y Ofelia Rodríguez inauguraron algo que no se había hecho en español: la primera feria del libro, y teniendo a *Dietas y recetas...* como invitado principal. A pesar de que no hubo una publicidad enorme, el poder de convocatoria de las estaciones radiales hispanas en Atlanta hizo nuevamente la diferencia: más de cuatrocientos libros firmados en ocho horas. En Atlanta el frío atacaba fuerte, pero ni eso desalentó a mis fieles seguidores, y yo para ese entonces ya andaba "como pez en el agua", firma que te firma ejemplares.

Bien dicen que los viajes ilustran, y en estos viajes aprendí mucho. Aprendí a entender las reacciones de mi público, y sus casos me ponían al borde de las lágrimas o en el punto del consejo. Parte de ese aprendizaje fue la forma de hacer las cosas.

Generalmente, en este tipo de eventos, el autor se sienta tras un escritorio y desde ahí saluda a sus admiradores mientras firma el libro.

Resulta que conmigo eso no funcionó y cambié la mecánica, aunque resulta más agotadora. Los Girón, Juan Manuel y Sandra, un matrimonio que entiende lo mismo de libros que de su clientela, se dieron cuenta de que a la gente le gustaba saludarme sin barreras de por medio. Querían ver si es cierto que he adelgazado. Muchas mujeres necesitan el contacto de un abrazo, de una palabra cariñosa, que no se diga únicamente como cumplido. Además, no se conforman con la frialdad de una firma sino que piden que les escriba algo que las motive a cambiar.

¿Cómo no hacerlo? ¿Cómo?

Así que adiós escritorio y nada, de pie. Pero hay que recordar que permanecer de pie significa los mismos tacones altos durante horas y la misma ropa apretadita que uso en la televisión y que ellas quieren ver. En verano no hay problema por la ropa. En invierno me congelo porque no quieren verme envuelta en bufanda o abrigo. Así que... a puro valor mexicano y con calentadores eléctricos.

Además, a los hombres y mujeres que están esperando en la fila merecen que una les diga: "No me voy a ir hasta que el último de ustedes se vaya con su libro firmado". Este contacto ha sido exitoso. Pero no todo ha sido vida y dulzura, sino también valle de lágrimas que doma al ego.

La invitación para ir a Homestead, en la Florida, me llenó de gusto; creí que mis buenas experiencias se repetirían. Al fin y al cabo Homestead está a media hora de Miami y es casi la casa... Sí, cómo no. Uuuh. Uuuh. No.

¿Multitudes? Ninguna. Uno por uno fueron llegando, y acaso firmé 50 libros en tres horas. Además de que enfrenté la grosería de un par de mujeres a quienes sólo deseo que sigan viviendo con la amargura que mostraron en el momento en que se me acercaron.

Una de ellas, en tono altanero, comenzó a hacerme preguntas sobre el libro y yo, tratando de ignorar su grosería, le contesté amablemente. La mujer subía el tono de voz hasta que encontró lo que buscaba.

–A ver tú, dime si es verdad que eres tan buena que me vas a garantizar que voy a quedar así de flaca como estás, porque si no, no me importa comprarte el libro.

Ahí sí que ardió Troya:

–Mire, en primer lugar usted confundió a la persona que necesita buscar. Yo no soy Walter Mercado para predecir el futuro ni para hacerle un exorcismo. Usted necesita no sólo adelgazar, sino buscar a quien le saque el diablo que la hace tan mala persona. Así que por favor deje el libro donde lo tomó, que a la que no le interesa que compre usted uno solo ¡es a mí!

La mujer agachó la cabeza y se fue rápidamente.

Pero ella no fue la única. La otra llegó mientras había dos personas esperando y tenía una actitud extraña: "Mira, necesito que me firmes estos libros con estos nombres. Tengo prisa, mientras tanto, voy a recoger unos víveres que dejé encargados". Pedí permiso a las personas que esperaban y le firmé los dos ejemplares, tal como me lo había pedido. Al ver que no regresaba y como la vi en una zona de la tienda en que me encontraba, pedí que le fueran a informar que sus libros estaban listos. "¿Mis libros? Ah, ya no me interesan, cambié de opinión y ni siquiera los pagué, así que hagan lo que quieran."

¿Qué tal?

Cuando le comenté a Raquel Roque lo sucedido, ella, con una filosofía para cualquier situación, me tranquilizó.

"No te preocupes, eso es parte de la naturaleza del ser humano que también goza con hacer daño. Lo bueno es que han sido casos aislados y que el libro se vende bien por todas partes, así que no prestes atención."

Con todo y filosofía, considerando que un libro propio es un hijo que se ha parido, únicamente les deseo a esas dos mujeres que sigan viviendo con la amargura con la que me trataron. Vivir así debe ser su propio infierno. Ése es su peor castigo. Por lo demás, tomé las cosas como la lección que me hace apreciar aún más al auditorio que me quiere y a quien siempre atiendo.

Pero, como diríamos en mi pueblo, ése fue el único punto negro en el arroz, lo demás de esa paella quedó buenísimo. Así han seguido siendo las firmas de libros. Lo mismo he ido con pequeños grupos de personas mayores que con todos los demás, sólo que a hora con la adición que me llena de orgullo: Adrianna, mi hija, a quien la gente le pide consejos, le pide que cuente su historia, y yo, al verla realizada, estoy que no quepo de orgullo del bueno.

Por eso es que digo que yo creí que Jorge Ramos me lo había dicho todo sobre los libros. Y gracias a Dios que se quedó corto. Maravillosamente corto.

Y digo bien.

24. El club de la salud

Por muchas razones le pedí a Cristina que hiciera el prólogo nuevamente. He aprendido de ella y de Marcos, su esposo, muchas cosas importantes en esta vida. Generosamente me han abierto las puertas de su casa y me han brindado su amistad, especialmente en los momentos difíciles, que es cuando esas cosas cuentan. El consejo de ambos es una verdadera lección para cuando ataca la sinrazón. Al leer aquel prólogo que Iñaki, el hermano de Cristina, me envió, uno de los párrafos que escribió me llamó la atención porque sintetizaba a la Cristina que pocos conocen en verdad:

"Muchos días, extenuada y deprimida por el exceso de trabajo, y de no tener apenas tiempo (¡ni ganas!) para disfrutar plenamente de mis hijos y de mi familia, ni de quererme o cuidarme a mí misma, con mi autoestima por el piso, me he preguntado si mi programa servía para algo *realmente*, para ayudar a alguien *en serio*."

No le gustan las chabacanerías ni los homenajes por las cosas personales que hace. Quizás en medio de aquel cansancio por exceso de trabajo, la parte de ella que es Mati, como la llama su familia y algunos de sus amigos, olvidó el más generoso esfuerzo que haya hecho en favor de los que sufren por la gordura: la creación del "Club de la salud".

Fue hace cuatro años, cuando nos convocó a varios de sus "cuates" para algo que se le había ocurrido: participaríamos ella, Sammy, el estilista de las estrellas, Luz María Doria, entonces directora de *Cristina. La Revista*, Titi Meléndez, su hija, y mi entonces más que rechonchita humanidad veracruzana. La idea era formar un grupo para adelgazar frente al auditorio, que cada dos o tres meses verificaría nuestro adelanto... o retraso.

Y comenzamos en agosto de 1999. Sammy recuerda aquel momento:

"Fue una idea espectacular y maravillosa aunque algunos no estábamos listos. Por Cristina hago lo que me pida. Me pidió despojarme de complejos y pesarme frente al público, y lo hice. Pensé: si yo me peso delante de millones de personas y me ven gordo, me puedo pesar otra vez y que me vean flaco; después de todo, si yo puedo ayudar a gente que padece el mismo problema de la comida a identificarse conmigo y a bajar de peso vale la pena hacer cualquier cosa."

Y todos actuamos igual. El problema fue que Sammy tenía razón; ninguno, por poderosas razones, estaba del todo preparado y le entrábamos duro a la comida.

¿Qué pasó con los demás?

Cristina es honesta. A excepción de Titi, su hija, los demás éramos unos gorditos públicos. Llegamos al punto en que fue mejor no presentar la siguiente edición del "Club de la salud" porque entonces el *rating* subiría debido a las carcajadas que todos provocaríamos. Luz María Doria, hoy productora ejecutiva de *El escándalo del mediodía* de la cadena Telefutura, sabe que aquello fue nuestra gran lección:

"El 'Club de la salud' fue la gran universidad donde nos inscribimos para conocer mejor nuestro cuerpo. Fue la ventana que abrimos, y la puerta por donde todos, los de la televisión y el público, nos metimos para darnos cuenta de que estábamos gordos y que necesitábamos adelgazar. Aprendí recetas de dieta. Aprendí por qué no puedo comer un carbohidrato después de las cinco de la tarde, bien digo que fue una universidad donde conocí a la persona que soy."

Ciertamente, de todo aquel grupo de notorios gorditos públicos fui la primera en iniciar la recuperación a la sobriedad. Un par de años después, en 2002, siguió Sammy, luego de haber llegado a un terrible estado de obesidad. Dice Sammy:

"El 'Club de la salud' fue una enseñanza a largo plazo. Por la comida, me sumí en el peor de los sobrepesos y soy como todos los que tenemos el mismo problema: cuando uno está gordo, entra la depresión y comes más; y es un círculo vicioso del que no puedes salir: comes-engordas y mientras más engordas, más comes. Aparte, tengo una vida loca porque viajo mucho y no tengo horarios específicos para comer. Así que en el peor de los momentos, 'cuando toqué fondo', recordé la vieja lección que aprendimos frente a las cámaras junto a Cristina, y comencé a reconstruirme. Hoy tengo un balance que se llama ejercicio. Marcelo, mi entrenador personal, me hizo ver que no soy diferente a nadie que pueda lograr las cosas y que para hacerlo tendría que ir poco a poco. Poco a poco comencé a usar pesas. Poco a poco he bajado de talla.

"Tengo que bajar más y lo estoy haciendo paulatinamente y por vanidoso. No debe ser la mejor razón, pero es muy válida. Soy tan vanidoso que ésa es una de mis motivaciones y me entusiasma. Tengo 38 años y aunque me siento de veinte, si no me cuido ahora, después voy a ser un viejo 'chocho'."

Sammy y yo pensamos que el balance del "Club de la salud" no fue inmediato, y Luz María Doria es insuperable para describirlo.

"Yo pienso que el 'Club de la salud' produjo algo importante. Vi que mejorar el aspecto físico era factible pero que tenían que darse las condiciones para hacerlo. Aun en mis peores momentos, sigue siendo mi inspiración, porque recuerdo los logros, no los fallos. Te veo a ti y eres el espejo en el que me quiero ver. Recuerdo cómo nos reíamos al son de tu frase: 'Si Thalía puede, por qué yo no'. El 'Club de la salud' evitó que siguiera cometiendo barrabasadas con mi cuerpo. Cristina investigaba sitios en Internet para comer mejor, y me quedó la costumbre de seguir buscándolos. Ésa fue la verdadera esencia de lo que ella fundó."

Para otras, para las invitadas del público que Cristina trajo a su estudio en Miami, la oportunidad de hablar de sus casos de éxito fue convertirlas en celebridades urbanas en sus comunidades. Alina García me decía que después de ir al programa y contar su historia, la gente quería saber cómo le había hecho, alentándola a seguir adelante. "Además, me sentí artista por un día."

¿Y Cristina?

Cuando la gente me pregunta por ella, tengo generalmente dos reacciones. Si son parte de los malintencionados que gustan de lastimar a los demás y se refieren a ella de mala forma, reciben un tratamiento con alguna de mis "Collins *special*", que los manda al carajo más pronto que rápido.

Por el contrario, si son gente buena que pregunta como está y si está adelgazando, generalmente les contesto que se encuentra en un momento importantísimo en que ha pasado no con diez, sino con cien, las pruebas que la vida le puso en 2001. Ella y Marcos están metidos de lleno escribiendo el guión de la película sobre la vida de Celia Cruz. Está haciendo los programas que se le pega la gana con el más grande *rating* a esa hora de los lunes por la noche. Ha recibido importantes reconocimientos.

"Está bien, chica, está bien, pero no te enojes", me dicen en la calle. "Pero la dieta… ¿Qué ha hecho?"

Ahh, ésa es la mejor parte.

Cristina tiene amigos para todas las cosas, así que recurre a cada uno de los que le han dado ideas cuando cree que es el momento. Sabe a quién recurrir para lo último de lo último. Sabe a quién recurrir por algunas recetas. Y mientras Jon Marcos, su hijo, ha perdido más de 20 libras (9 kilos) con su médico, el doctor Charles Goldsmith, ella sigue el método de este doctor, añadiendo el toque para cubrir sus necesidades: está comiendo más que saludable con poca grasa y *cero carbohidratos* y la diferencia de su imagen es notoria de programa a programa.

Por todas estas cuestiones creo que esa parte del prólogo de este libro, donde ella se preguntaba si su programa habría servido realmente a alguien, fue obviado por el acto generoso que hizo a muchos a través del "Club de la salud".

Aunque ya no esté al aire dentro del programa de televisión, sigue vigente en las páginas de la revista con los consejos de cada número. Todos nosotros somos un producto salido de sus filas, y todos ustedes pueden serlo también, porque la membresía es fácil de obtener: el "Club de la salud de Cristina" es, y seguirá siendo, una actitud mental. Basta con querer cambiar. Pero querer hacerlo en verdad.

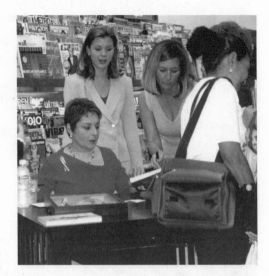

Estoy autografiando libros en Miami con Arelys Azel y Raquel Roque. ¡Era la primera vez que firmaba libros en toda mi vida!

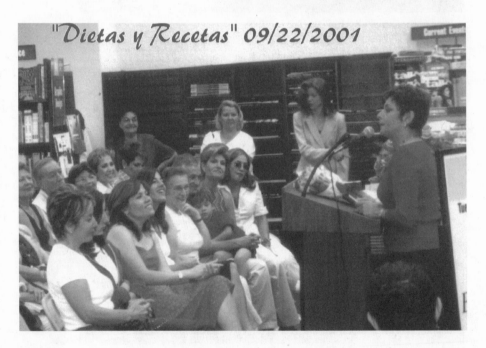

"*Dietas y Recetas*" 09/22/2001

En Miami. Para ser la primera presentación, estuvo increíble. Me acompañaban todos mis compañeros de Univisión.

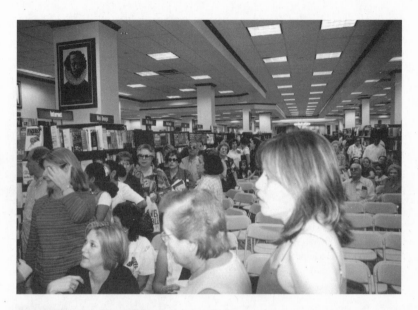

También en Miami. Las filas de gente ya empezaban a gustarme.

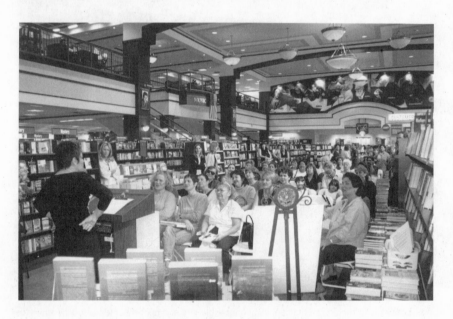

En Kendall, Miami. Estoy hablando para un auditorio muy atento.

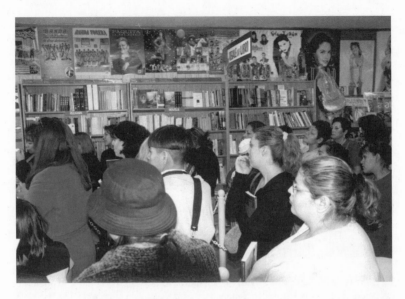

Chicago me ha malacostumbrado: siempre han acudido multitudes a las presentaciones. Cuando vi el gentío casi me desmayo de la emoción.

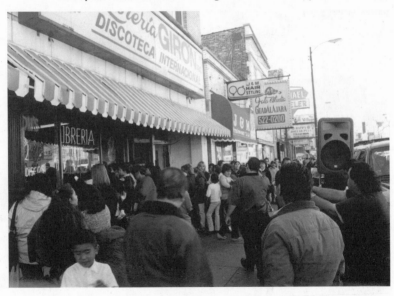

A la gente de Chicago no le importa el frío, es capaz de esperar el tiempo que sea para conseguir un libro firmado.

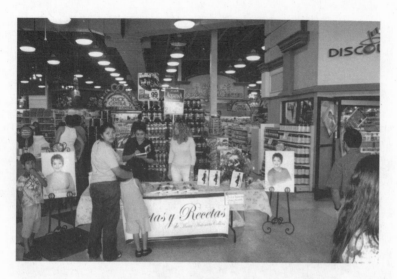

En cambio, en Homestead, Florida, me enseñaron lo que es esperar a que el auditorio llegue de uno en uno. Esto es en Sedanos y Marta Victor está junto a mí. Ella me ha acompañado en mis aventuras.

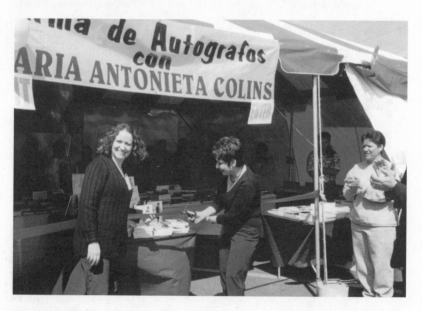

Atlanta me recibió con los brazos abiertos. En la foto estoy cortando el listón en el evento que organizaron Francisco y Ofelia Rodríguez.

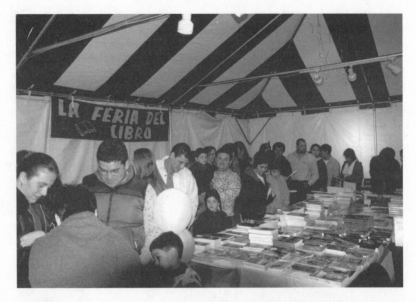

En Atlanta no paré de firmar libros... ¡Gracias a Dios!

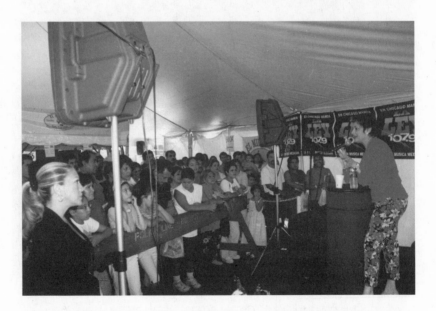

En Chicago, hablando con todos los que siempre me acompañan... y que son muchos.

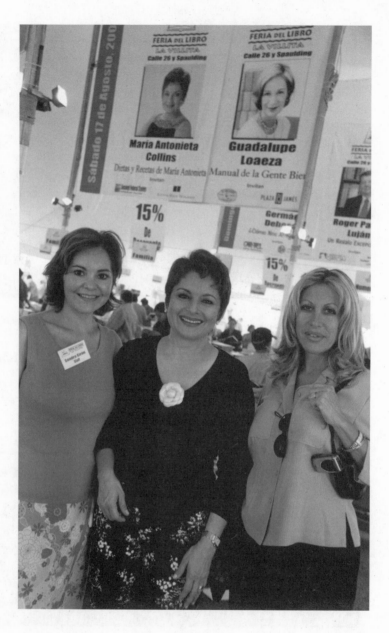

En la Feria del Libro de Chicago, acompañada de Sandra Girón y Marta Victor, nuestras caritas hablan por sí solas, ¿no?

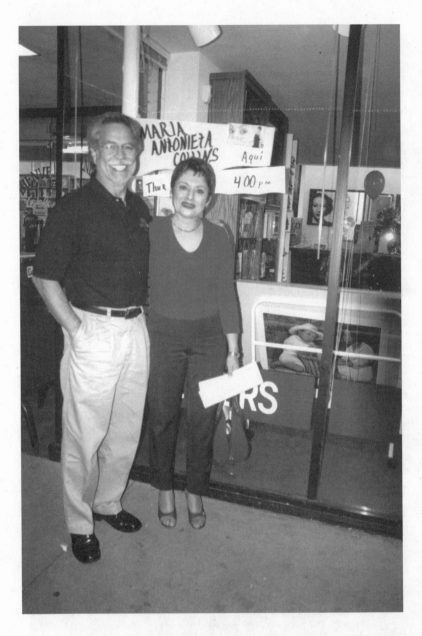

En Santa Ana, California, con Rubén Martínez,
dueño de la Librería Martínez, una joya de lugar.

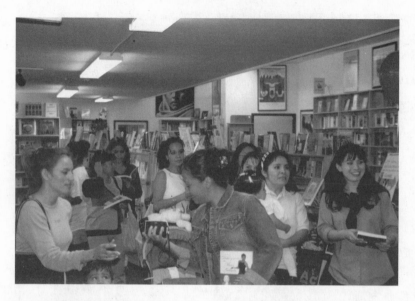

En Santa Ana, California, la gente inundó el lugar. Llegaron y llegaron y... llegaron.

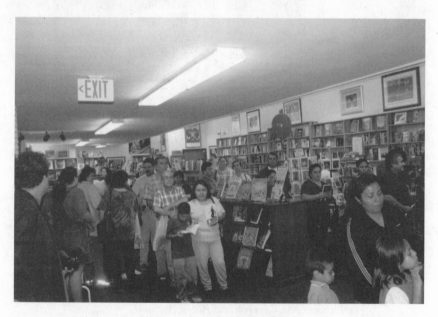

En Santa Ana, California, me preguntaban mucho por mi hija Adrianna.

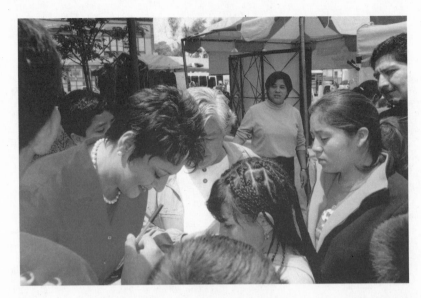

En Los Ángeles, California, sin lugar a dudas
tengo un gran público que me sigue y me reconforta.

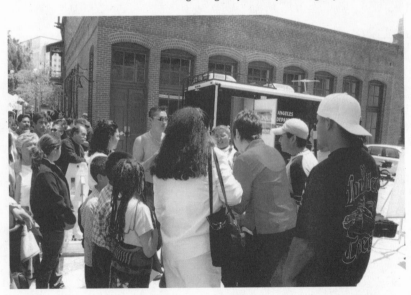

Allí, en Los Ángeles, me han hecho darme cuenta
de que tengo la responsabilidad de no dar marcha atrás.

25. ¿Qué ha sido de ellos?

Un año es un tiempo razonable para observar cambios. Doce meses atestiguan los proyectos que se lograron y los que se quedaron sólo en las ganas de hacerlo. Hace un año mis compañeros de trabajo, todos aquellos a quienes ustedes ven en la televisión, contaron lo que hacían para mantenerse en línea, o simplemente para vivir la vida a gusto. Si entonces me provocaron admiración, en esta ocasión me han sorprendido nuevamente.

En estos testimonios se muestra una amplia gama. Van del fallo a la reflexión, pasando por el consejo de quienes, en el momento de apagar las luces y las cámaras, se quedan en la vida diaria como lo que son: seres humanos de carne y hueso, igual que usted y que yo.

Todas estas historias tienen la simple intención de darle ideas para ganar la partida a la vida. Para que no hubiera ningún problema en el orden de aparición, inicialmente los había colocado de acuerdo a los programas en que trabajan. Por supuesto (ji,ji) que uno lleva agua a su molino y comenzaba con el *Noticiero Univisión* y lo que piensan Jorge Ramos, María Elena Salinas, etcétera. Pero algo que nos dejó sumidos en duelo cambió el orden de aparición: la súbita muerte de Tony Oquendo, compañero, amigo y esposo de Teresa Rodríguez, periodista y presentadora de *Aquí y Ahora*.

La pregunta que se hace Teresa en su texto: "¿Ahora, qué va a ser de mí?", impacta por la angustia que alguna vez hemos sentido ante una pérdida. La suya es una vivencia no sólo de dolor y aprendizaje, sino también una gran lección de fuerza y valor tan necesarios para la vida diaria. Sé por experiencia que, cuando pase un tiempo y Teresa pueda volver a vivir en

197

paz como antes, estas líneas escritas de su puño y letra se convertirán en la medida del terrible sufrimiento que pasó y que le dio la entereza necesaria para sobrevivir a todo lo que venga, y más aún: estas líneas le harán ver la felicidad con otra óptica, luego de un tiempo grave.

Por eso ella encabeza las vivencias de todos esos rostros que usted ha aprendido a querer a través de la lente muda que entra en su casa, y que aquí le cuentan qué hacer a la hora de la promesa, el esfuerzo, la alegría y la esperanza.

Son suyos, así sin más.

TERESA RODRÍGUEZ
Aquí y Ahora

Justo cuando todo me iba maravillosamente bien, era sumamente feliz en mi vida matrimonial, acababa de escribir mi primer libro, estaba realizando nuevas metas profesionales y cumpliendo un sueño más, la vida me dio una sorpresa. Un golpe tan grande, doloroso e inesperado que aún vivo en la incertidumbre. Me refiero a la muerte repentina de Tony, mi querido esposo y compañero de toda una vida. Tony murió el 6 de junio de 2002 a raíz de un ataque al corazón, y se me fue en un abrir y cerrar de ojos. Su muerte cambió mi vida para siempre.

En el primer libro de mi amiga María Antonieta les conté cómo me cuidaba físicamente para mantenerme "en línea". En esta ocasión mi mensaje es sobre la fuerza interna que todos tenemos que encontrar para enfrentar las pruebas de la vida, sean pruebas de fe, económicas o de debilidad. María Antonieta y yo hemos llorado juntas últimamente, y en más de una ocasión. Me ha abierto su corazón y ha confiado en mí. Ha compartido conmigo anécdotas personales que hoy son parte de su ser. Conoce perfectamente bien lo que estoy pasando porque también enviudó joven y le tocó criar a sus hijas sola. Al igual que encontró la fuerza interna para seguir adelante y luchar, ahora, eso estoy haciendo yo.

Por muy difíciles que sean las pruebas que la vida nos presente, todos tenemos el poder de vencer los obstáculos y aprender importantes lecciones de cada experiencia. La clave es saber sacarle lo positivo a cada momento y saber cuándo se necesita la ayuda de un amigo o de un profesional para lograrlo.

Más que nunca seguiré cuidándome físicamente, porque ahora soy mamá y papá de mis dos hermosos hijos. También haré más por alimentar

198

mi alma y por crecer espiritualmente. Me esforzaré por acercarme lo más posible a ser una madre excelente. Haré más por ayudar a causas médicas y humanitarias en las que creo, pero no lo anunciaré. Y con cada acción de mi vida cotidiana trataré de ser un mejor ser humano, digno de encontrar esa paz interna que nos da la felicidad.

Me considero dichosa por haber estado al lado de un hombre durante 20 años, quien jamás me juzgó por mi apariencia física ni se molestó cuando tenía unas libritas de más. Claro que se enamoró de mi cuerpo, pero más todavía de mi mente, mi alma y mis valores. Aprendí mucho de Tony Oquendo. Aprendí a ser una buena compañera, paciente y cariñosa. Aprendí a escuchar, a amar, a definir muy bien las prioridades en la vida, a ayudar al prójimo, a ser bondadosa y respetuosa, a llorar y a reír, pero sobre todo, a vivir en el "aquí y ahora". Como mi colega Jorge Ramos escribió: "Tony le supo sacar jugo a la vida". ¿Qué ha sido de mí? La respuesta ya la saben, pero la pregunta ahora es: ¿qué será de mí?

Los dejo con unas líneas de "Instantes", una poesía que Tony siempre llevaba en su agenda.

Recuérdenla cada vez que vean un obstáculo en sus vidas. Sigan sus sueños, no se acuesten enfadados. Todos los días, déjenle saber a sus seres queridos lo mucho que los aman. Recuerden que la vida es corta, está llena de sorpresas y hecha de recuerdos.

Si pudiera vivir mi vida nuevamente, en la próxima trataría de cometer más errores. No intentaría ser tan perfecto, me relajaría más. Sería más tonto de lo que he sido; de hecho tomaría muy pocas cosas con seriedad… Por si no lo saben, de eso está hecha la vida, sólo de momentos; no te pierdas el ahora…
Si pudiera volver a vivir, comenzaría a andar descalzo a principios de la primavera y seguiría así hasta concluir el otoño. Pero ya ven, tengo 85 años y sé que me estoy muriendo.

(Para mi querido Tony, que siempre vivirá en mi corazón.)
Teresa.

JORGE RAMOS

Sigo igual de flaco. 143 libras (65 kilos). A veces subo a 145 (66 kilos) pero eso es porque me como siete u ocho tacos al pastor en uno de mis viajes a México. Pero con una corridita de 3 millas (4.8 km) regreso a las 143. O jugando tenis durante una hora. O con un partido de futbol (que religiosamente practico los sábados por la mañana). Mi cintura (31) no ha cambiado, pero me gustaría ver un poco más los músculos del abdomen. Cada dos o tres días hago 50 lagartijas y unas 200 abdominales. Con eso me mantengo. Pero no voy a descansar hasta que pueda contar perfectamente seis cuadritos en el abdomen... como cuando tenía 18 años.

Desde la última vez que hablamos sobre *Dietas y recetas...*, han cambiado algunas cosas con respecto a mi alimentación. En general –y quizás soy afortunado en este sentido– puedo comer lo que se me pega la gana sin problemas. Igual me echo un helado de vainilla que tortas y sandwiches toda la semana y no subo de peso. Conozco bien mi cuerpo. Sé perfectamente qué hacer para que la panza se quede en su lugar y no empiece a crecer hacia los lados.

Lo que sí ha cambiado es la preocupación respecto a mi salud. Tras la muerte de nuestro buen amigo, Tony Oquendo, de un ataque fulminante al corazón, varios fuimos derechito al médico. Y eso se lo tenemos que agradecer; desde cualquier lugar donde esté, Tony nos sigue cuidando. Y ahora estoy apapachando a mi corazón. Prácticamente dejé de comer carne roja, eliminé la sal (ahora uso un sustituto que sabe casi igual), mis vasos de leche con chocolate antes de dormir –producto de una riquísima costumbre infantil– han sido cambiados por jugos de manzana y he comenzado la desesperante manía de leer el contenido dietético de la mayoría de las cosas que me meto por la boca. En lugar de cerveza, estoy empezando a descubrir el placer de tomar una buena copa de vino tinto. Y si eso no adelgaza lo suficiente mi sangre y mantiene bajo mi colesterol, el cardiólogo ya se encargó de recetarme tres aspirinas por semana. Mis cenas tienen más sopas y ensaladas que antes. Pero de pronto me descubro hablando de comida, cosa que nunca antes hice en mi vida. En los restaurantes he dejado de pedir el trozo de carne más grande con papas fritas. Ahora disfruto igual un *carpaccio* de tomates con camarones o una pasta a la *arrabbiata*. Aunque en los postres sigo sin rebelarme. Hace poco pedí dos postres en un restaurante francés: un *mousse* y un *terrine* de chocolate. ¿Y sabes qué hice al día siguiente?

Me fui a correr. Cuando regresé a bañarme, me pesé. Y sigo igual de flaco: 143 libras (65 kilos).

MARÍA ELENA SALINAS

A mis 40 y pico de años he llegado a varias conclusiones sobre mi peso, mi apariencia y mi estilo de vida. La primera es que nunca voy a tener el cuerpo que tenía a los 18 años, cuando me atreví a salir en traje de baño en el concurso de "Miss México de Los Ángeles". La segunda es que me encanta comer y me da flojera hacer ejercicio. La tercera es que para poder comer y disfrutar de esas golosinas que tanto me gustan, mantenerme en forma y estar saludable, hay que trabajar, me guste o no. De tal forma que voy a tener que seguir haciendo dietas, ejercicios y cualquier otra cosa que me pueda ayudar a lucir más o menos decente.

He probado varias dietas pero ahora más que nunca estoy convencida de que la que más me funciona es cualquiera que sea baja en carbohidratos y alta en proteínas. En otras palabras, ni pan, ni papas, ni arroz. Desde hace mucho tiempo descubrí la fórmula para mantenerme en forma, pero yo misma la traiciono de vez en cuando. La fórmula es cuidarme de lunes a viernes por la tarde. Comer durante esos días cosas que no engorden, como ensaladas, pollo, pescado, frutas y tomar mucha agua. Así, bajo unas libritas cada semana. Durante el fin de semana casi siempre salimos a cenar mi esposo y yo, a veces solos, a veces con amigos, pero siempre nos tomamos una copita o dos y casi siempre pido postre después de la cena. Es mi premio por haberme portado bien toda la semana.

El problema es cuando rompo la dieta no uno o dos días, sino tres, cuatro, cinco o más.

Por ejemplo, hace poco tuve un viaje de trabajo seguido de un viaje de vacaciones. Fueron casi 15 días de estar comiendo como si fuera mi última oportunidad. El viaje de trabajo fue a México, y no hay forma de que yo pueda hacer dieta en México. No porque la comida mexicana engorde tanto, sino porque me gusta tanto, que como de todo y a toda hora. Después de eso fui a República Dominicana y allí me di gusto con los buffets y los "casa de campo" (un trago tropical que incluye frutas, ron y no sé qué más, pero que tiene muchas calorías).

El resultado de esos viajes es que subí 10 libras (4.5 kilos); 10 libras son demasiadas para alguien de mi tamaño. Inmediatamente comencé el régimen acostumbrado y en cuestión de dos semanas había perdido la mayor parte del peso. Sin embargo, eso no fue suficiente. Decidí que para poder comer necesito estar por lo menos 5 libras (casi 3 kilos) por debajo de mi peso deseado. De tal forma que tuve que comenzar a cuidarme no cinco días a la semana sino siete.

Después de varios años de no hacerlo, finalmente me sometí a un examen médico general. Por suerte, los resultados de mis exámenes fueron todos positivos, pero el médico sí me recordó varias cosas importantes para que una mujer de mi edad se mantenga saludable. Hay que tomar vitaminas diariamente. Una multivitamina, un suplemento de calcio y un antioxidante. También me recordó que hay que hacer ejercicios regularmente y me sugirió caminar –no trotar, porque es malo para los huesos–, y andar en bicicleta. Estoy siguiendo sus recomendaciones y además volví a comenzar un régimen de ejercicios con un entrenador. Lo hago con un grupo de mujeres muy divertidas y eso lo hace más fácil.

Estar en forma es un sacrificio, pero mi lógica para aguantar el sacrificio es en parte la vanidad y en parte la responsabilidad de estar en un trabajo en el que me ven millones de personas. Pero también quiero estar en forma para tener la energía que necesito siendo madre de dos niñas pequeñas. Ellas se dan cuenta de que yo hago dieta y a veces, cuando estoy metiendo la mano a la caja de sus galletas, me lo recuerdan. Claro que me preocupa que al verme tan pendiente de mi peso, ellas, al crecer, se obsesionen con el suyo. Por eso siempre les recuerdo que hay que comer saludable toda la vida para que, cuando sean grandes, estén en forma. Y la mejor forma de predicar es con el ejemplo.

La verdad, no me puedo quejar. A mis "40 y pico" de años, con dos hijas y 10 años de estar casada, aún me queda mi vestido de boda y mi esposo dice que estoy muy sexy. (¿Será?)

ENRIQUE GRATAS

Cada mañana, al levantarme, dedico cinco minutos a la reflexión. Escucho el sonido de la naturaleza antes que el de mi voz. Reafirmo los objetivos de la vida: tener paz y armonía con uno mismo. Hay que practicar un acto de generosidad todos los días. Amar y cuidar a los seres queridos, ¡incluyendo a los animales! Cultivar el espíritu y el intelecto.

Ojalá estas líneas sirvan de algo.

SERGIO URQUIDI

Ha pasado ya un año y mi vida ha tenido algunos altibajos, en general, sin haber experimentado cambios sustanciales con relación a mi dieta y estado de salud. No he dejado de hacer ejercicio, en menor escala en comparación con el año pasado. He seguido casi al pie de la letra mis hábitos alimenticios y es por eso que mi peso sigue siendo el mismo, como también la medida de mi cintura, talla 34.

Trato de comer la menor cantidad posible de grasas, sobre todo de las llamadas saturadas, como las presentes en las comidas más deliciosas. Mantengo un equilibrio entre mi dieta y mi rutina de ejercicio. Desayuno una porción de fruta y un vaso de jugo por las mañanas, algunas veces cereal, pan tostado o un par de huevos fritos con una taza de café. Disminuí la cantidad de leche que tomaba debido a que el médico me diagnosticó que soy intolerante a la lactosa. Almuerzo por lo regular una sopa, un sandwich o una porción de carne, siempre tratando de acompañar mis comidas con porciones de verduras. Por la noche ceno ligero y si llego a comer algo pesado, lo hago por lo menos cuatro horas antes de acostarme.

Cuando me invaden las tentaciones de comidas ricas en grasa o azúcar, en ocasiones las como y, si lo hago, trato de ajustarme de una manera más rigurosa a mi rutina de ejercicios, la cual incluye 25 minutos en la bicicleta o la corredora, o nadar por lo menos 25 minutos. Además, aprovecho algunas clases de aeróbicos del gimnasio, incluyendo la conocida como "pilates".

Por lo regular, mis comidas son orgánicas, o sea, alimentos que no fueron tratados con fertilizantes o productos químicos. Y por último, practico algunas técnicas de relajación, como yoga, ejercicios de estiramiento o deportes ligeros en lugares donde se puede meditar.

LILY ESTEFAN

Me metí el año entero embarazada. Pero sigo en lo mío: desayunar como rey, almorzar como príncipe y cenar como mendigo. Fruta, cereal, café con leche, dos tazas de leche por la mañana, pan con algo o galleticas con algo, fruta, plátano y papaya, y cuando puedo, un huevo.

Almuerzo arroz blanco con huevo frito y papitas fritas y en la cena como mucho menos, un poco de carne con una papa. Además, tomo mucha agua. Siempre tengo agua cerca. A esto me acostumbré desde que hacía radio y se me secaba la boca.

Mi experiencia en todo este año les servirá a las embarazadas. Mi costumbre de tomar agua y más agua me resultó más que bien. Para las náuseas lo que más me resultaba era agua y galletas de soda. Con eso nunca tuve el estomago vacío. Pero me cuidé mucho. Si lo ven de esta manera verán que tengo razón. Estar esperando un bebé nos da a las madres la mejor oportunidad de hacer la mejor dieta del mundo. Una dieta sana para el niño y para uno. Así que puse en práctica mi plan: no comí postres.

Acaben con esa locura que todas repiten: "estoy comiendo por dos". Eso es una locura total. Es malísimo para los dos. ¿Qué pasa después? Tienes al niño y engordaste, y adelgazar es terriblemente difícil. Por eso decidí hacer dieta. Tengo amigas que han hecho las cosas al revés, primero se embarazan y tienen al niño, y después comienzan a adelgazar. A las que lo logran, la experiencia las deja traumatizadas por la dificultad. Yo, recordando lo que pasaron, me digo: "Ese sacrificio sí que no lo hago".

No pruebo tentaciones a menos que tenga un antojo. Tampoco dejo el ejercicio, sólo que no voy al gimnasio sino que camino. Lo hago de la misma forma que si fuera otro tipo de ejercicio. Con Lorencito iba al gimnasio, pero con la niña, estirarme y caminar y caminar.

Así que si están embarazadas o piensan estarlo recuerden mis mandamientos personales: no comer por dos. No se vuelvan locas. Es el peor momento para engordar.

Boten a la basura las excusas... después no hay tiempo, ni ganas de adelgazar.

RAÚL DE MOLINA

Estoy dando estos consejos desde el mejor restaurante mexicano al que yo haya ido a comer ¡incluso en el mismo México! Se encuentra en Fort Lauderdale, en la Florida, y es tan bueno que las mejores guías gastronómicas le dan cinco estrellas de calificación. Igual que dije el año pasado en el otro libro de María Antonieta, lo digo ahora: ¿Por qué alguien como yo no puede dar consejos de cómo cuidarse? ¡Yo soy una persona cuidadosa de su cuerpo!

La gente, incluida la misma María Antonieta, me ha dicho que me ve más delgado. Es verdad. Pero no he hecho ninguna dieta, aunque sí tengo otro sentido de lo que es el ejercicio. Estoy haciéndolo cuatro días por semana entre 8 y 10 de la mañana. A veces, cuando puedo, lo hago temprano; cuando no puedo, entonces, a la hora posible. He aprendido que 45 minutos me ayudan bastante a mantenerme, porque con Millie, mi esposa, salgo a cenar todas las noches. ¿Quieren saber cuántas? De una semana por lo menos cuatro o cinco. Así que el ejercicio es lo que más me ha ayudado a rebajar las libras que de otra forma se me hubieran acumulado notoriamente en la televisión. La gente dice: "Para adelgazar hay que dejar de comer". Yo no puedo. Yo como poco en el almuerzo y ceno bien.

Con mi entrenador he pasado por todas las etapas. Desde que al principio veía el ejercicio como un dolor de cabeza (eso fue hace 8 años) hasta ahora que cuando por alguna razón no puedo hacerlo me enojo porque siento que me hace falta. En mi caso he aprendido a conocer mi cuerpo, por eso sé que son suficientes 45 minutos de esfuerzo físico al día. La gente debe aprender a conocer sus necesidades. Algunos quizá requieran más, otros menos, lo importante es que el ejercicio se haga con intensidad, elevando los latidos del corazón. Eso es lo que cuenta. Que los latidos sean fuertes, así no es necesario estarse matando durante una o varias horas en un gimnasio. Hoy, con mi horario de trabajo y viajes, el ejercicio es una necesidad en mi vida diaria y en verdad me encanta.

MARTA SUSANA

Yo creo que el ejercicio es vital. Diariamente hago una hora de ejercicio, generalmente por la mañana. Tomo mucha agua, a cada momento, eso no me falta. ¿Comida? Sí, muchas veces pero poca, cuatro o cinco veces al día de manera que mi metabolismo se mantenga siempre encendido quemando grasa. Mis alimentos son saludables, evito las grasas absolutamente. Para mí el alcohol es una bebida que debe tomarse en la menor cantidad. ¿Por qué? Bueno, porque cuando uno toma alcohol y hace ejercicio a diario, lo primero que quema el cuerpo va a ser la bebida y no las calorías extras de las comidas. No hay que olvidar lo más elemental: el ejercicio cardiovascular a diario. ¿Cuál es el más fácil? La caminata.

FERNANDO ARAU

Este año, al margen de que hago más ejercicio, me levanto a las 3:45 de la mañana y de la cama al baño lloro, paso después la siguiente hora en la máquina de ejercicios donde quemo todas las calorías y las tensiones y me alimento mejor comiendo cinco veces al día. Pero cuando dije que revaluaba mis prioridades, me refería a otras cosas. Un día, mi hijo mayor me dijo: "Qué difícil es ser tu hijo". Yo le respondí que para mí era muy difícil también llevar toda la responsabilidad del éxito de la familia.

Ese cuestionamiento me hizo racionalizar y pensar en lo importante del trabajo de cada uno de los miembros de mi familia para seguir siéndolo. Me di cuenta del esfuerzo de mis dos hijos y de Rosalinda, mi esposa, con quien llevo 25 años de casado, y lo que ellos aportan a la familia. Evaluar todas esas cosas buenas que ellos dan a mi vida ha sido una gran experiencia, especialmente ahora cuando nuestros hijos se han ido fuera a estudiar y ya no están a diario con nosotros en casa. Rosalinda y yo nos hemos quedado solos, como al principio.

Por eso este año ha sido de revaluación de los aspectos importantes de mi vida.

NEIDA SANDOVAL

Mi promesa del año pasado en el primer libro de María Antonieta quedó sólo en promesa, pero por dos importantes razones que nadie me va a discutir: mi sorpresivo embarazo, y no sólo embarazo sencillo, ¡sino de gemelos! Pero, aunque no hice dieta en 2002, eso no significó que me olvidara de comer saludable. Apenas supe que estaba embarazada, cambié mis hábitos y comencé a desayunar fruta por las mañanas, tomar más leche y vitaminas. Pero ahora, con el nacimiento de Ali y Abe, mis bebés, todo será un nuevo reto. Desde trabajar siendo madre de gemelos, despertándome a las 3:30 de la madrugada para dejarlos comidos y salir corriendo al programa, hasta llegar al mediodía y atenderlos el resto del día. Pero este año intentaré volver a mi propósito de hacer dieta y si me queda algún tiempo (ja, ja) haré algún ejercicio, aunque ¿cuánto ejercicio más puede hacer una madre de gemelos las 24 horas del día?

206

GISELLE BLONDET

Antes pensaba que era cuestión de comer poco. Este año ha sido mejor porque aprendí a conocer más mi cuerpo. Me di cuenta de que el ejercicio es el complemento perfecto para una buena alimentación. Como bien y, con el ejercicio, estoy contenta. Cualquier preocupación que tenga, cualquier disgusto, lo... quemo en el esfuerzo físico junto con las calorías. Por lo demás, éste ha sido un año positivo. Tengo una hija que va a la universidad, lo que es un sueño que comienza a hacerse realidad gracias a todos los esfuerzos que realicé como madre. *Despierta América* va muy bien y no tengo más que estar muy agradecida a Dios por todas las bendiciones que me da y las puertas que sigue abriéndome. Quiero seguir disfrutando de este estado de felicidad y seguir superándome como profesional. ¿Qué más se puede pedir?

ANA MARÍA CANSECO

Como se acordarán, yo siempre he tenido tendencia a estar llenita pero lo primero es que no me dejo engordar mas de 5 libras (2.5 kilos) sin ponerme a régimen. En este momento estoy adelgazando al desayunar mucha fruta con cereal de avena, o con 2 huevos estrellados.

Al mediodía me como un sandwich de jamón, sin mayonesa, eso sí con mucha lechuga y tomate, sin faltar su buen chilito chipotle. Si me queda hambre, me como una sopa instantánea. En la cena cualquier comida preparada congelada que no pase de 350 calorías o una sopa de lata. Verduras y frutas, todas las que quiera. Yogurt y paletas congeladas de chocolate bajas en calorías y gelatina sin azúcar. El mínimo de pan y tortillas.

Creo que no hay receta mágica pero es muy simple: fuera refrescos, dulces y pan, un poco de ejercicio y verás la diferencia. También cuando te juntas con amigas o compañeras de trabajo y todas se ponen a régimen o tratan de comer mejor, se convierten en la mejor porra que te da aliento ¡para seguir! Comprarse ropa nueva con una talla más chica es una experiencia simplemente... ¡orgásmica!

FERNANDO DEL RINCÓN

¿Cómo me cuido? Creo que, en mucho, es una actitud mental y, en mayor medida, debo admitirlo, se debe a mi personalidad. De acuerdo a una doctora del Hospital Mocel, en la ciudad de México, soy una persona tipo triple "A", es decir, tenso, súper tenso e hipertenso; mi madre diría que soy como pepita en comal, por lo que no puedo estar ni un minuto quieto y las noches son demasiado largas para mí. El insomnio me recuerda todas las mañanas que no pude descansar muy bien y, como consecuencia lógica, mis pocas reservas las consumo en las labores cotidianas, ya sea en la casa o en el trabajo.

Desde que tengo memoria he sido delgado e hiperactivo, siempre tengo que estar haciendo algo, y durante mi adolescencia el mejor pretexto para no estar quieto ni un minuto era el deporte, por lo que pasé mis mejores años navegando entre diferentes disciplinas. Inicié cuando mi padre me animaba a seguir con mi carrera de jugador de fútbol americano, a pesar de que era un escuálido niño de 14 años que se encontraba 10 kilos por debajo del peso reglamentario.

Para lograr jugar en cada partido y dar el peso oficial, solía "empacarme" (comerme) un litro de agua acompañado de un plátano y un bolillo; después de dicha hazaña pasaba religiosamente al ritual del pesaje y quedaba en el límite inferior para poder salir al campo. Entonces todo era fiesta porque me esperaba un partido más, pero también me esperaba el "rey de porcelana" (la taza del baño). Y es que con tremenda panza después de haber ingerido todo lo que ya les conté, la naturaleza me obligaba a devolver, vomitando, parte del contenido, para poder correr durante cuatro cuartos de hora.

Así que de ahí obtuve mi formación mental con respecto a las dietas.

Después de varias lesiones y muchas mañanas abrazado al "rey de porcelana", decidí incursionar en deportes más arriesgados, como el *bicicross* y el *mountain bike*. A pleno rayo del sol todo el día, la física tenía sus efectos y por lo general terminaba deshidratado pero muy contento y bastante raspado, ¿de dónde podría yo haber sacado algo de grasa con ese ritmo?

Así que seguí navegando por el sol y las calles en mi poderosa bicicleta, hasta que pisé una pista de atletismo y decidí usar las piernas; y es que una de mis mayores vergüenzas eran las dos canillas que me obligaban a usar pantalón la mayor parte del tiempo para no romper el encanto con mis compañeras de escuela; bueno, y también para evitar la burla de mis amigos.

Pero en esta ocasión estaba decidido, dejaría de ser "el pata flaca" de mi escuela para ser el atlético fortachón. Había decidido cuidarme: mucha proteína, vitaminas, ejercicio y sobre todo un buen descanso (al menos eso era lo que tenía planeado), pero para ese entonces ya había descubierto lo interesante de las fiestas y de las mujeres, por lo que mi deporte pasó a ser el de las desveladas, las malpasadas y las parrandas con mis amigos, con quienes las horas de comer no existían y las monedas en el pantalón no alcanzaban para algo decente, así que mi esquelético cuerpo seguía manteniendo su línea.

Así pasaron los años hasta que descubrí el tenis, un deporte que empezó como terapia de rehabilitación y se convirtió en mi pasión. Al tenis le dediqué varios años de mi vida hasta convertirme en profesional y ser el número tres de México. Jornadas de más de ocho horas al día entrenando y practicando, nunca me permitieron acumular una gota de grasa y parecía que tampoco de agua; literalmente tenía la piel pegada al hueso. Claro, mi amigo, el insomnio, siguió siendo vital en el cuidado de la línea y mi hipertensión arterial me mantenía preocupado las horas necesarias para no descansar ni un minuto.

Así que cada una de las comidas del día las desquitaba, como Dios manda y, por si fuera poco, decidí en ese entonces combinar este deporte con el Tae Kwan Do, digo, por no dejar de hacer algo.

Pasó el tiempo y la carrera alternada con un trabajo de medio turno, aunado a mis increíbles profesores que hacían de mi insomnio una obligación para terminar sus trabajos, me alejaron un poco del deporte y me llevaron a una dieta espiritual en la que mis alimentos eran tantos como el tiempo que tenía para llegar de un lugar a otro y terminar con todos mis pendientes del día. Lo demás era dormir aunque fueran dos horas.

Descubrí entonces que el periodismo era una forma de vida parecida a la que había llevado hasta esa etapa de mi existencia y que si seguía con algo similar siempre me mantendría delgado, así que me preparé física y mentalmente para seguir cuidando la línea por obligación y no por preocupación.

Pero sin duda alguna, y esto lo digo en serio, la actitud y la fortaleza mental con que construyamos nuestras vidas nos darán las herramientas para lograr cualquier meta. Si una de ellas es siempre estar bien físicamente, sólo hay que lograr encontrar la fuerza y la concentración para recorrer el camino.

Por eso, yo cuido y mantengo en forma mi mente y, a través de ésta, logro la actitud que me lleva a estar como mejor me sienta: la mente domina al cuerpo, pero el espíritu nos da la forma.

MERCEDES SOLER

A mí me encanta comer. Y una de las primeras cosas que me dicen las mujeres cuando me ven disfrutando de un suculento plato es: "te odio". A ellas les parece simpático, como si su sarcasmo, salpicado de una sonrisa y falsa carcajada, fuera menos grosero. Pero así lo sienten. No es que verdaderamente me odien como para matarme. Lo que no se atreven a confesar, ni ante ellas mismas, es que en realidad me envidian.

Me envidian porque soy alta, esbelta y delgada. Para colmo, no es una condición que me cueste trabajo cultivar, sino más bien es mi estado natural. La heredé de los buenos genes que me legaron mis padres y no me cuesta trabajo ser como soy, pese a que por suerte para mí, hoy en día ser así está de moda. Me imagino que a los grandes maestros del Renacimiento les habría interesado un bledo plasmar mi imagen en un lienzo. En aquel entonces la gordura era considerada la verdadera hermosura. Pero a mí me tocó ser flaca y me tocó serlo cuando se puso de moda. Esto provoca esas reacciones pasionales que les cuento, aunque la gente no se pare ni un minuto a evaluar el peso que sus palabras puedan tener en mí. Me imagino que a nadie le debe gustar que le digan que lo odian, así porque sí, gratuitamente y sin razón.

Me imagino que esa gente tampoco se pone a pensar que si ellos tienen que enfrentarse a la gordura, yo he tenido mil obstáculos que sobrepasar, incluyendo físicos y de salud, que han tenido las mismas repercusiones en mí que la gordura en ellos.

Pero eso lo contaré en mi propio libro. Por lo pronto, si se le va a revolver la bilis cada vez que ve una figura como la que quisiera tener y no puede, recapacite, no sólo estará haciéndose daño usted misma sino también al objeto de su obsesión.

Yo sé que esto suena contestatario.

¡Pero alguien tiene que dar la cara por las flacas!

BÁRBARA BERMUDO

Yo pienso que estando en este medio hay que cuidar el físico pero no me voy al extremo; creo que comer moderadamente y hacer una caminata de unos 20 minutos, ya está. Patinar y caminar son ejercicios cardiovasculares. No soy de correr porque no es algo que disfruto, tengo que hacer algo que me entretenga. Un gimnasio, una bicicleta estacionaria, no lo aguanto.

Hay personas que cuando pasan por un momento difícil, se desahogan con la comida o bien pierden el apetito. Yo pierdo el apetito; después de ir al teatro o de leer un buen libro, mi satisfacción es comer. Cuando era reportera y salía de la cintura para arriba, no me importaba cuidarme. Ahora sí.

No he aprendido a controlar el hambre. Yo como cuando tengo hambre.

TONY DANDRADES

A finales de 2001 comencé el verdadero cambio de mi vida. Mi novia y yo nos hicimos vegetarianos: cero carnes y si acaso algo de pescado, pero rara vez. Así es como me he ayudado a mantener el peso. Ella y yo vamos juntos al gimnasio a las ¡cinco y media de la mañana! Y por lo menos cuatro veces a la semana vamos por la tarde, lo que es una doble sesión de ejercicio en el gimnasio.

Los sábados hacemos yoga.

Para mí es una disciplina que he abrazado no como religión sino como ejercicio para controlar la mente. Además de que te ayuda a vivir y a pensar mejor, te da una gran elasticidad. Pero en medio de todos los cambios creo que el paso más importante ha sido no comer carne y no comer grasa. Así, de acuerdo con una teoría que dice que si el cuerpo no recibe grasa la toma de donde la encuentra, es como he bajado la famosísima "llanta" de alrededor del estómago.

Quizá nuestra alimentación no va de acuerdo con lo que otros piensen, pero a nosotros nos funciona. A veces no desayuno y almuerzo un sandwich de verduras; cuando no se puede, entonces una ensalada, mucho tofu; también como picante, jalapeño. Mi novia hace una sopa riquísima de tofu y jalapeño, así que eso comemos a menudo. No consumo alcohol, acaso de vez en cuando una copa de vino, no fumo y eso sí: tomo mucha agua.

Hay que aprender a comer. Hay que cuidarse de joven para que cuando te llegue la edad no pases trabajos cuidando tu salud. Antes la gente pensaba en comer y llenarse, y de ahí resulta la obesidad. Ahora sabemos que todo puede ser diferente si comenzamos a pensar en nosotros a futuro.

SAMMY

Después de un par de años durante los cuales mi obesidad llegó al límite, como cuento en el capítulo del "Club de la salud", encontré que no soy diferente de todos aquellos que hacen ejercicio y que logran tener cuerpos con los que se sienten a gusto, y me estoy entrenando diariamente con un profesional. Dejar la comida ha sido algo difícil porque es mi debilidad. Es como si fuera un premio; muchas veces la he tomado como mi premio mayor y como un sedante. Con el entrenador he aprendido muchas cosas, entre ellas, que no puede ser un sedante y que tiene que ser otra cosa menos emocional.

Yo sé, es difícil separar las emociones de la parte física. En mí es peor porque no fumo ni bebo, no uso drogas, mi único aliciente era comer. La única diferencia entre un gordo y un alcohólico es que el alcohol lo quitan a rajatabla, pero la comida no se puede quitar de golpe porque se muere uno. Mi entrenador lo entendió ¡he aprendido a comer cada tres horas! La comida que como ahora es nutritiva para que mi cuerpo aguante. He aprendido a llevar en mi bolsa barras de proteína con agua o té. Eso quita las ansias de comer por las noches.

Yo soy amante de la ropa, soy un comprador profesional, entonces, una de las frustraciones más grandes es no poder comprar la que me gusta. Comprar la ropa en las tiendas para obesos y bien obesos, fue el momento más frustrante y horrible de mi vida porque no aceptaba declararme gordo todavía, a pesar de que ya no podía comprar nada en otra parte. Ahí toqué fondo.

Con Marcelo, mi entrenador, el ejercicio constante ha producido los cambios: me compré dos trajes, una talla que me sirve y una menor. El traje más chiquito, me lo voy probando cada dos o tres días hasta que pueda usarlo. Ése es uno de mis trucos que se convierte en meta. Tengo otro traje separado en una tienda. Es precioso, y le dije al vendedor que me lo guardara por favor, que el mes entrante lo compro porque ya me va a servir. Es decir, que estoy trabajando para bajar más.

Así es la vida, llena de retos, de metas y de trucos para lograrlos.

SISSI

Acabo de hacer el calendario 2003 y las fotos son diferentes, no son en la naturaleza, sino más en la ciudad. Y para poder hacerlo me he cuidado con la comida y he hecho mucho ejercicio. La semana anterior a la sesión fotográfica hice por lo menos dos horas diarias de ejercicio.

Me sigo cuidando como antes, sin carbohidratos después de las seis de la tarde, y he agregado algo más a mi dieta diaria: frutas. Cuando no puedo ir al gimnasio, como fruta; esto me da energía y puedo eliminar calorías. Cuando hago ejercicio, antes de comenzar, ingiero proteínas porque si no, no tengo fuerza.

Con el ejercicio he hecho algunos descubrimientos.

Estoy entrenando con dos personas diferentes: uno es el entrenador habitual, el otro es un campeón de artes marciales. Este último me ha puesto a hacer cosas más atléticas, como *kick boxing*. Entonces, un día combino el entrenamiento normal con pesas y aparatos y el siguiente, hago lo otro.

Con todo esto me siento súper en forma ya que, aparte de la situación física, es importante hacer ejercicio porque el cerebro se limpia, se desintoxica.

Además, este régimen de vida me permite un solo día a la semana, generalmente los domingos, comer todo lo que más me gusta: helado de chocolate, pasta con mariscos, arroz con frijoles (algo por lo que muero de ganas). Y *ése* es mi premio.

RACHEL DÍAZ

La verdad es que este ha sido un año fundamental en el que he tenido un gran cambio. Cumplí 29 años y mi cuerpo es diferente. No he aumentado de peso, más bien he bajado porque he aprendido algo importante: cada cual debe escoger el ejercicio adecuado a su cuerpo. Por ejemplo, a mí me sientan mal las pesas porque me engruesan, me hacen músculo; lo que me hace bien son todos los ejercicios cardiovasculares. *Kick-boxing*, escaleras, aeróbicos, clases de baile con ritmos latinos, todo ello me hace bajar de peso.

A eso le añado la dieta, que ya para mí no es dieta sino un estilo de vida: conforme pasa el día voy eliminando los carbohidratos. A lo mejor como arroz con frijoles al mediodía, pero de ahí a la noche ni uno más. Como cada tres horas y esto significa que voy al trabajo preparada con mis *snacks* o meriendas. Preparo una loncherita para mí, al mismo tiempo que estoy haciendo la de mi hijo y así llego a Univisión. Como si fuera a la escuela.

El domingo sigue siendo el día que me premio, ese día me como mis crepas, pero nada más, el lunes vuelvo a mi rutina sin problema alguno.

Este año, como les contaba, ha sido definitivo por varias cosas: el 19 de septiembre me gradué como periodista. Había dejado la carrera por múltiples razones pero siempre con las ganas de terminarla; bueno, a partir de septiembre oficialmente tendré el título de periodismo.

Y quizá lo más importante: en 2002 he aprendido a decir ¡no!, cuando antes todo era aceptar y decir ¡sí! Aunque no quisiera ni pudiera hacerlo.

Tengo mis prioridades antes que cualquier cosa. Mi hijo, mi esposo, con quien llevo cuatro años de vida. Mi hijo ha crecido y necesita más de mi atención, lo mismo mi esposo. Creo que con la madurez entra la responsabilidad y ellos son las prioridades que me han hecho realizar los cambios. Por todo esto, en un año, mi vida es diferente y mucho mejor, además con esperanza hacia el futuro.

FERNANDO FIORE

La primera mitad de mi vida he tratado de disfrutar de toda la comida, consciente de que llegaría un momento en que el doctor me dijera: no puedes comer esto o lo otro.

Hasta ahora, lo he podido hacer al máximo pero, al mismo tiempo he ido creando mis propios controles para no llegar nunca a una situación de peligro por comer demasiado.

El grave problema es que me gusta comer, ésa es la verdad, pero en realidad lo que me ha mantenido en una línea constante, de la que no me salgo de mi peso, es que me gustan mucho los deportes.

Practico en la semana el fútbol y la esgrima, que es una disciplina a la que soy aficionado hace muchos años. Ése ha sido mi equilibrio para no engordar. En alguna ocasión seguí la dieta de Atkins y ésa fue la única que en realidad me funcionó.

JORGE GÓMEZ

Estuve ocho años sin hacer ningún tipo de ejercicio físico y mucho menos dietas. Mientras viví en Europa, sin auto, siempre tomando el metro o los buses, mantuve la imagen del flacucho que desapareció cuando vine a Estados Unidos. De 155 libras (70 kilos) ¡aumenté a 189 (casi 89)! Mi gran *hobby* entonces era premiarme cada semana con una pizza grande, eso sí, con soda de dieta para mitigar el complejo de culpa.

Engordé lo suficiente para asustarme. Llevo tres años empleando por lo menos 45 minutos en el gimnasio durante cuatro días a la semana como mínimo. Es lo único que me controla el apetito. He rebajado ya 20 libras y puedo comer de todo, eso sí, evitando abusar de pastas y dulces.

Corro de cinco a seis millas (de 8 a 9.6 km) diarias en una hora y, desde mi punto de vista, la experiencia personal me ha confirmado que hay que sudar la gota gorda y la dieta se hace más fácil.

Después de todo, como dice el refrán en inglés: *"No pain, no gain"*. ("Sin dolor no se logra.")

ROSANA FRANCO

Mucha gente se acerca a preguntarme qué hago para mantenerme delgada. Siempre tengo la impresión de que tienen la esperanza de que les voy a dar el remedio fácil y rápido de lograrlo. Quizá sea porque creemos que cualquiera puede perder peso, pero, mantenerlo, ¡eso sí que es difícil! Nos ponemos a dieta pensando que será algo temporal; dejamos de comer todo lo que nos gusta por una temporada, bajamos de peso y después a comer otra vez y a permanecer delgado. ¡Nada más imposible!

Eso es tanto como decir: si trabajo por un año y gano cierta cantidad de dinero, y después de eso no vuelvo a trabajar más, siempre recibiré la misma cantidad de dinero año tras año. Ridículo, ¿verdad? Bueno, esto es lo mismo. Por eso cuando me preguntan qué hago para estar delgada y les digo que dejé todo lo que uno sabe que no debe comer, es triste ver la cara desilusionada que pone la gente al oírlo, porque no es nada nuevo.

Lo único nuevo que sí les puedo compartir es la forma en que yo lo he entendido para poder hacer esta modificación en mi vida.

El 7 de octubre de 1999, tomé la decisión de no fumar un solo cigarro más. Mi tabaquismo llegaba a un punto suicida: 30 cigarros diarios aproximadamente. ¿Pueden imaginar lo difícil que fue? Es como para algunas personas dejar de comer chocolates por el resto de su vida, o pan, o tortilla, o lo que más les gusta. ¿Se siente feo verdad? A partir de esta fecha y por todo un año, día tras día, en muchos momentos, por diferentes razones, todos los días se me antojaba un cigarro... y nunca me lo fumé. Tal y como pasa con ciertas comidas cuando se retiran en una dieta, así me pasó con el cigarro hasta que finalmente me acostumbré a vivir sin él ¡y ahora ya no se me antoja! La comida es lo mismo. Al cabo de un tiempo de no comer ciertos alimentos, te acostumbras a no hacerlo.

¡Anímate! ¡Claro que sí se puede! Sólo piensa como los miembros de AA (alcohólicos anónimos). Así como ellos se repiten "sólo por hoy no voy a beber" y lo hacen el resto de sus vidas, nosotros debemos decirnos: "Sólo por hoy no voy a comer: pizza, tacos, chocolates...". Créeme, al cabo de un tiempo tu cuerpo se olvidará de tu adicción a esas comidas.

Por lo pronto aquí les dejo la dieta que me tiene flaca.

Desayuno: fruta de la que más te guste, toda la que quieras comer. Pan tostado integral o un cereal con mucha fibra (sin leche) jugo o café con leche descremada.

Almuerzo: ensalada verde, carne roja sin grasa, atún o arroz (cocinado sin grasa) y queso, papa asada o al vapor.

Cena: verduras al vapor con queso, pescado o cualquier tipo de carne sin grasa.

Nota: un solo carbohidrato al día, tú escoges cuándo lo quieres comer, si al mediodía o en la noche. Sopas siempre puedes tomar, pero sin grasa.

Snack: palomitas *(pop corn)* 94% *non fat* con sabor a mantequilla. (cuenta como carbohidrato). Pepinos con limón y sal. Un pedacito de queso fresco. Un café (mata el hambre), soda de dieta, mastica una zanahoria entera, un plátano (banana) llena mucho, si quieres algo dulce, come pasitas (tampoco muchas, ¿eh?).

ODALYS GARCÍA

En este año me he dedicado por completo a mi carrera de cantante, para lo que estoy dedicando todas mis energías, bajo la tutela de Abraham Quintanilla. Esto es comenzar desde cero, viajar, ir a todas partes donde me lo soliciten. Yo estoy consciente de que es un tiempo de invertir y así lo estoy haciendo.

He tenido que adaptarme a todo tipo de circunstancias, domando el ego que todos tenemos, lo que te da una verdadera enseñanza de la vida. Por lo demás, sigo cuidándome en lo que como porque el aspecto físico de una cantante es muy importante; hago ejercicio y trato de permanecer positiva sin importar nada más que el futuro.

MIRKA DE LLANOS

¿Quién dijo que no se puede encontrar la felicidad y la paz interior después de una severa crisis en la vida? Ya que María Antonieta decidió usar el título, *Quién dijo que no se puede*, yo quise escribir algo que comenzara con esa misma frase porque, en los últimos 2 años, yo misma pensé que no podría superar una severa crisis en mi vida, pero pude hacerlo con la ayuda de mi Dios.

Quiero tomar esta oportunidad para decirles a todos aquellos que estén leyendo este libro y que atraviesen por un momento difícil en su vida, que no pierdan la fe. Que sepan que Dios tiene un plan maravilloso para cada uno de nosotros. Sin embargo, cuando estamos en los momentos más oscuros, no podemos imaginarnos todas las bendiciones que Dios quiere regalarnos.

Como me decía mi buen amigo Lazz (mi maquillista y también el de María Antonieta): "Dios te dará lo que necesitas, no necesariamente lo que quieres". Así que todos ustedes que hoy están un poco deprimidos y quizá no tengan fuerzas para levantarse cada mañana, recuerden que después de una tormenta Dios siempre nos regala un arco iris. Lo hizo para mí y lo hará también para ustedes.

¡Les envío un beso a todos y bendiciones!

26. Los secretos de Adrianna

Esto de adelgazar ha sido tarea de 24 horas para no dar tregua al hambre, ni siquiera estando dormida. Pero hacerlo estuvo lleno de cosas que tuve que ir aprendiendo en la práctica y de acuerdo con mis necesidades. No hubo un libro, uno solo, que me dijera esto que mi madre y yo les estamos contando. Nuestra experiencia podría ser llamada "La nunca imaginada historia del manual del buen estudiante contra las libras excesivas". Es que los consejos que hay en cuanto libro he comprado estaban siempre en inglés y no son para nosotros los hispanos. Genéticamente somos diferentes a ellos: nuestra estructura ósea y muscular está a la vista. Y nuestra alimentación es distinta también. Ellos crecen con *macarroni and cheese dinner* y nosotros con frijoles, arroz, tortilla de maíz, o arepa, o pupusas o como quiera llamarles, pero con carbohidrato puro. Una distancia del cielo a la tierra.

Por eso es que donde fuera que buscara, la respuesta nunca iba a aparecer.

Aunque los consejos de mi mamá son válidos en general, éstos que le voy a contar están hechos para gente como yo, y son el resultado de mi propia experiencia. Gente como yo, con más de cien libras (45.4 kilos) de sobrepeso, gente con la desesperación de querer adelgazar y que no sabe qué hacer. Gente que tiene que comprar ropa en sitios especiales. Gente con muy pocas alternativas para hacer dietas y que generalmente termina en la sección de comida congelada de los supermercados. Gente que quiere creer que es cierto aquello de que la comida tiene sólo un gramo de grasa. Gente que sabe que no hay remedio.

Poco a poco, así como el panorama de la gordura se ha reducido porque queremos cuidarnos, al parejo, mis mañas para vencerla han aumentado. Esas mañas no las dejo ni siquiera en la oficina. Por el contrario, ése es el lugar donde las tentaciones que rompen dietas a la hora de la desesperación tienen mayores ventajas. Por eso, en mi escritorio, mantengo siempre por lo menos cinco botellas de 1/4 de galón, casi un litro, de agua. Cuando la gente pasa por ahí, siempre me pregunta lo mismo: ¿Por qué tienes tantas botellas? ¿Las coleccionas?

Mi respuesta depende de quién pregunta.

Si me caen bien, les explico que es mi propio inventario de cuánta agua tomé durante el día. En ocasiones, cuando no bebo la suficiente, las botellas que se acumulan me lo están recordando con sólo mirarlas.

Pero a quienes me caen mal y me hacen la misma pregunta, les digo: "¿Por qué tengo tantas botellas de agua sobre el escritorio? ¡Ahh... porque como tengo tanto tiempo de sobra, cuando me aburro, las pongo en línea... y juego 'Mini-boliche' con ellas!".

Eso acaba con las preguntonas.

Así que póngase lista. Que si yo, que fuera conocida como "el terror de las dietas y la pesadilla de cualquier medico dietista" pude cambiar todos mis hábitos, cualquiera puede lograrlo si se lo propone. Para esto hay que mantener ojos y oído en alerta para descubrir sus propios secretos. Mientras los descubre, aquí tiene otros que son míos y que funcionan más que bien.

LEER NO HACE DAÑO

Me he hecho adicta a leer todas las etiquetas y *todas* significan *todas*. Nunca he vuelto a comer nada que no sepa qué contiene. Veo si tiene azúcar, porque sé que eso se va a convertir en grasa. Si contiene sodio, ya sé que eso me va a hacer retener agua.

Las palabras *fat free* significan, en muchos casos, que el producto tiene azúcar o bastantes calorías y debo estar consciente de que lo estoy comiendo, porque luego tendré que quemar eso con ejercicio. En poco tiempo se hace uno experto en equivalencias de nutrición y nos convertimos en contadores de memoria de las calorías de casi cualquier alimento. Por eso es muy importante *leer al comparar productos*. Es la única forma de saber con qué se pueden hacer las sustituciones calóricas o, en el peor de los casos, como si fuera canción de Gloria Trevi, hacer de la forma más exacta "el recuento de los daños" por pecar o darse un gusto.

PARA HACER EJERCICIO

Hoy el ejercicio es parte de mi vida diaria; tanto, que ya no conozco a la persona que fui. Pero en la primera etapa de mi dieta era al otro monstruo al que temía enfrentar tanto como a la desintoxicación del azúcar. Lo odiaba, aunque a la vez yo sabía que el ejercicio era lo más importante para bajar de peso. Poco a poco fui logrando hacerlo no sólo a diario, sino cada vez con mayor duración, aunque lo único que podía hacer era lo que la gordura me permitía: caminar y nada más. Pero la caminata no es un asunto sencillo. Hay que comenzar comprando unos buenos zapatos tenis, hechos específicamente para caminar. La diferencia con los otros tenis regulares es enorme.

Normalmente, cuando estamos pasados de peso, el arco del pie y el talón suelen doler al hacer ejercicio; si éste es tu caso, compra unas plantillas para soporte, eso ayuda a aliviar el dolor. Simplemente pensar en hacer cualquier esfuerzo que se llamara "ejercicio" era peor que una penitencia. Me di cuenta que que tardaba mucho buscando un *short* o una camiseta para comenzar la sesión de ejercicio, hasta que noté que eso sucedía porque el cerebro sabotea cualquier intento si uno se lo permite. Así que para terminar con las excusas más populares: "Creo que ya no tengo mucho tiempo", "Me tengo que ir a trabajar" o "Nada más puedo hacer la mitad porque se me hizo tarde", cambié mis pijamas. En su lugar, me acuesto con ropa para hacer ejercicio, así, hasta el día de hoy. En cuanto me levanto me pongo los tenis... ¡Y a la carga mis valientes!

Nadie mejor que yo sabe lo que es odiar hacer ejercicio. Yo lo aborrecía. Pero, para poder entender lo que es subirse "a fuerza" a una máquina y quemar ahí las calorías, es decir, para vencerse a uno mismo, se necesita comenzar por querer a ese aparato; verlo de una forma diferente. Entonces a la mía, a mi caminadora, la llamo "La intrusa", como el título de la telenovela, porque en un tiempo la odiaba pero poco a poco aprendí a aceptarla.

PARA LA VIDA DIARIA

Si puedes, compra o renta un botellón de 5 galones (casi 19 litros) de agua; eso te va a ayudar a ver cuánta agua tomas al día, y a algo más. Como la botella ocupa un lugar visible, cada vez que vayas a la cocina te vas a acordar de tomarla más seguido, y –aunque no lo creas– si pasas con la intención de "echarte" un *snack* esa botella es el recordatorio de que no debes comer porquerías. Por lo menos esa función ha cumplido en mí, alguien para quien el agua no existía. Esa botella, con sólo verla, es un constante escuchar en la mente: "Estás ahí porque tienes que ser más saludable". A la vez, hay un día de la semana en que el agua del botellón debe estar a cierto nivel. Si no llega a la marca, sé que tengo que tomar más y que algo no anda bien. Por el contrario, cuando se me acaba antes de tiempo me siento mejor porque pienso que el agua es lo único que saca del cuerpo las toxinas y la grasa.

No se mienta ni se engañe pensando que si toma jugo eso cuenta como uno de los ocho vasos de agua que debe beber al día. ESO NO ES CIERTO. Cada vez que veo gente que toma jugo tras jugo, pienso en su ignorancia sobre el montón de calorías y azúcar que está ingiriendo. A menudo he hallado que la gente piensa que los jugos son saludables y que no evalúa los daños. ¡Por qué no leen las etiquetas! Si las leyeran, por lo menos tendrían una idea de lo que están haciendo.

Por eso el jugo ya no existe para mí. ¡Como tampoco debe existir para cualquiera que inicie una dieta! Además, por la misma cantidad de calorías que tiene un vaso de ocho onzas (220 ml) de jugo de naranja, por ejemplo, se pueden comer ocho naranjas partidas en gajos, con el beneficio que da la pulpa y la fibra que contienen, y con la sensación de lleno que producen.

OK. Es difícil cambiar el hábito de tomar refrescos o jugos por el de tomar agua, pero no es imposible. Nadie ha dicho que comenzar a hacer el reemplazo sea fácil. Ahora, hay que comenzar con algo. Pero es diferente cuando uno intenta ponerle al agua algún saborcito de los que venden por todos lados que tiene azúcar de dieta y que sabe muy bien. Intente los sabores de naranja, limón y fresa que ocultan los aditivos dietéticos. El azúcar de dieta ha evolucionado tanto como las recetas, al punto que hay algunas que ya no saben absolutamente a ningún aditivo.

Lo más importante es recordar que por cada comida que es dañina, siempre hay una buena. Sólo es cuestión de buscarla.

EN EL SUPERMERCADO

Una noche, una semana después de que iniciara mi cambio, Brent, alarmado porque yo no llegaba a casa luego de salir del trabajo, comenzó a llamar a las amistades para saber si me habían visto. Nadie sabía dónde andaba yo y él temía que me hubiera pasado algo malo. Lo que sucede es que puse en práctica el primer plan de ataque contra lo que me había engordado sin misericordia. Está bien, ya sé que la comida engorda y que está por todas partes. Pero también es comida la que tenemos en nuestra casa y se compra en tiendas y supermercados. Entonces, ahí también se encuentra el enemigo. Nuevamente una orden de guerra:

¡Al ataque mis valientes!

Decidí comenzar sin preámbulos. Pina, mi amiga, y yo nos fuimos al supermercado. Después, al llegar a casa, Brent, que siguió buscándome por todas partes, era todo preguntas: ¿Por qué en la noche? ¿Por qué no hacerlo en el día?

Ahhh... Ahí está otro de mis secretos.

Trata de hacer tus compras de noche (siempre y cuando el horario lo permita y el mercado esté en un lugar seguro donde se pueda ir sola). Cuando no hay tanta gente, hay más tiempo de leer las etiquetas y compararlas con las de otros productos. No hay tanta presión con los clientes que empujan los carros y que no entienden que uno se debe tomar su tiempo para saber a ciencia cierta lo que va a comer.

Muy importante: al supermercado hay que ir siempre con el estómago lleno. Y por favor, ante cualquier vendedor que le ofrezca muestras de lo que está preparando, salúdelo graciosamente pero siga de frente, por lo menos mientras se encuentra en el periodo donde no se puede dar el lujo de fallar. Entre las cosas que debe comprar y llevar consigo están los aderezos para ensalada. A cada rato sacan nuevos al mercado; los mejoran, así que compre el que le guste más y llévelo a todas partes donde vaya a comer. ¿Cómo llevarlo? Sencillo. En las tiendas de artículos para fiestas venden una especie de vasitos pequeñitos de plástico transparente con todo y tapa, iguales a los que dan en los restaurantes para llevar el aderezo de la ensalada. Es la mejor forma de llevarlos en forma segura en su bolso de mano para que no falten en ningún momento. El mismo envase le sirve para llevar pudín de chocolate, del que se prepara en forma instantánea y que libra de la tentación de entrarle a un *mousse* de verdad, con todas sus calorías.

PARA MATAR EL HAMBRE

El cambio comienza con desterrar los viejos patrones cuando el hambre azota sin control: comer MUUUUCHA fruta es quizá mi estrategia principal. Diariamente me lleno de fruta antes de la comida. La sandía o *watermelon* es muy buena porque tiene agua y llena mucho.

Las ensaladas son otro punto importante. A mí no me gustaban para nada, pensaba que estaban hechas para los conejos que podían comer a toda hora lechuga y más lechuga. Además, tenía una filosofía infantil que utilizaba a mi conveniencia y por supuesto... a carcajadas. "A mí me enseñaron que no hay que comer nada del piso y, para mí, los vegetales vienen del piso. Así que muchas gracias, pero no quiero."

Ahora sí, en serio.

No se dé ninguna excusa y comience hoy mismo. FRUTA entre comidas y ENSALADAS siempre. Hay que empezar llenando el plato de todas las variedades de lechugas y un buen aderezo, después las verduras, y ya verá que si el plato fuerte queda para el final, en algunas ocasiones no llegará a comerlo y, si lo hace, será en una cantidad tan pequeña que no le hará el menor daño.

EN CASO DE TENTACIÓN

El siguiente consejo es prueba del "No te atraques". He podido cambiar mi adorado helado de doble crema con chispas de chocolate y bañado con doble salsa caliente de chocolate espeso, por algo tan sencillo como las paletas congeladas que venden por todas partes y que son sabor chocolate, sin azúcar ni grasa. El pudín instantáneo de chocolate que se prepara en un momento, dondequiera que se encuentre, es simplemente delicioso. Las papitas fritas que vienen en bolsa se reemplazan fácilmente por *pretzels* sin sal o con palomitas de maíz de las que son 94 por ciento sin grasa y con sabor artificial de mantequilla. Las barras de cereal que hacen las marcas más conocidas son el santo remedio para el antojo de algo dulce. (Especialmente las de fresas deshidratadas son para chuparse los dedos.)

Aunque ya no me como cinco o seis *pancakes*, o dos o tres *waffles*, cuando me doy algún pequeño lujo, la opción son los *waffles* bajos en calorías, con una cucharada de jarabe de chocolate sin grasa y con azúcar de dieta. (Esto me recuerda a los *woffres* que nos comíamos mi mamá y yo en

España; aunque no saben igual, por lo menos me hago la ilusión y es mi recompensa por portarme bien.)

EN OCASIONES ESPECIALES

A todo este tipo de eventos les llamo "la tentación del diablo". Recuerde poner en práctica el consejo de advertir a familiares y amigos que está a dieta por cuestiones de salud. (Con esto evita que digan: "Ay, qué *snob*" y se preocupen de no llegar a causarle daño ofreciéndole de comer en cuanto la vean.) Cada vez que tenga en la agenda una ocasión especial, recuerde que vienen como en botica, en mil variedades y que son excusa para comer grasa disfrazada de cosas ricas. Ocasiones especiales son fiestas, bodas, bautizos, 15 años, aniversarios y todo lo demás que hacemos cuando queremos festejar sobremanera un acontecimiento.

A todos estos eventos *¡nunca vaya con el estómago vacío!* Nunca. Hay que comer para que a la hora de la hora, ingerir alimentos sea secundario y no provoque ningún desastre. A mí me ha funcionado el consejo de Lili Estefan: hay que comer siempre como si fueran los bocadillos del aperitivo. Y lo más importante frente a los compromisos sociales: elimine el pensamiento que asocia a estos acontecimientos con la oportunidad de comer. Piense que va a ellos a divertirse, a pasar un buen rato y que eso no tiene nada que ver con el régimen que ha cambiado su vida. Sienta la diferencia de comer por hambre y comer por gula. Por gula comerá lo que le pongan delante. Por hambre, sólo lo que su cuerpo necesita. Haga de cada fiesta una verdadera celebración para usted, que se merece todo por haber vencido al demonio de la gula. Ahora... que si va a pecar...

¡Hágalo, pero que valga la pena! Si no, mejor quédese como está. ¿Ok?

PARA LEVANTAR EL ÁNIMO

Antes la palabra "premio" (a un esfuerzo) tenía un significado totalmente distinto y devastador. Apenas bajaba unas cinco libras (2 kilos) me daba lo que yo llamaba "un premiecito" (premio en chiquito). Pero el tal premio de chiquito no tenía nada, porque con el atracón de comida que me metía engordaba lo doble de lo que había perdido. De verdad. No me premiaba con una rebanada de pastel, no. ¡Me comía un pastel entero, con su bola de helado al lado!

Después de esto, me sentía culpable, derrotada y bien triste. Lo peor de todo es que hacía el propósito de volver a empezar. Empezaba y ya estaba pensando en la "celebración para cuando volviera a bajar".

Hoy todo es diferente: mi premio soy yo misma, pero trato siempre de estar arreglada. La apariencia es muy importante porque cuando adelgazamos somos el centro de atención, la gente está más pendiente de nosotros y, aunque nos guste o no, sus comentarios siguen siendo un factor muy importante en el ánimo de quien se somete a un cambio por el camino de la dieta. Me voy comprando, hoy una pieza de ropa, otro día zapatos, *lipstick*, maquillaje, en fin, regalos que no sean costosos y que estén al alcance del presupuesto, que tienen la doble función de ser un premio y, además, de mostrarnos qué tan bien vamos avanzando.

¿Ya ven por qué me siento tan orgullosa de toda la investigación alimenticia que he hecho? Lo que estoy haciendo está al alcance de cualquiera. Una persona totalmente normal pero con un propósito definido: lucho a diario, valga la redundancia, *todos los días,* contra mi adicción a la comida. Todavía me falta camino por recorrer pero ahora lo veo cada vez más cerca.

Soy otra persona y, si antes me caía bien, ahora me caigo mejor. Estoy orgullosa de lo que he logrado. Es la experiencia que me cambió la vida, me dio fortaleza y mayor seguridad. Hoy, no sólo por las razones visibles sino porque me he vencido, sé que soy capaz de lograr cualquier cosa.

Y ustedes, si quieren... también.

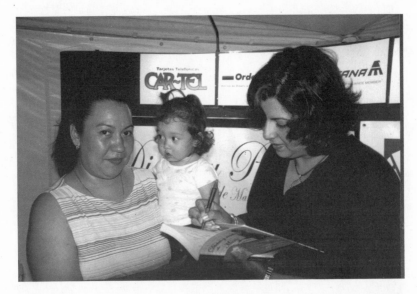

Adrianna tiene sus propios secretos que cada día la llevan a mejorar sin dejar su dieta.

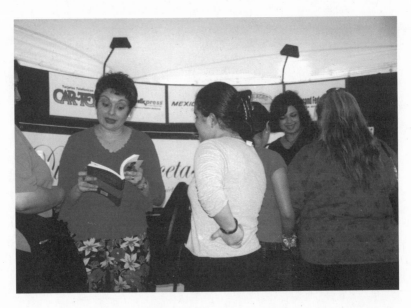

Aquí estamos juntas, firmando libros. A ella también le piden consejo.

27. Mis trucos y trueques, y frases célebres

No me da pena reconocerlo. Al nacer, la vida no me dio bendiciones físicas a montón. Más bien llegué tarde a la repartición de muchos dones (aunque para ser sincera, estuve temprano en la cola donde daban otros que también sirven mucho).

Entre lo que no se me dio están las cosas que tienen de sobra amigas y compañeras como Sylvia Rosabal, quien seguramente al leer esto va a decir como siempre: "Coyins, Coyins".

Pero es cierto.

Sylvia come lo que se le pega la gana sin engordar; ha sido bendecida con un cuerpo que ha pasado tres embarazos y que luce como si no hubiera tenido ninguno, mientras otras, con cada hijo, estamos vomitando nueve meses de embarazo, con decenas de achaques, piernas hinchadas y mil cosas más. Poco ha faltado para que Sylvia tenga a sus hijos en plena redacción del *Noticiero Univisión*.

Los años no se le notan y la energía parece no faltarle nunca, al grado de que, hace años, fue célebre el nacimiento de su hija Amanda, porque media hora después del parto hablaba por teléfono con María López-Álvarez, productora ejecutiva de los programas *Primer Impacto* y *El gordo y la Flaca*. Ahí, en plena sala de recuperación, le contaba a María cómo había estado todo para que María, a su vez, nos lo contara a las demás.

María López es otro caso similar. Físicamente, a ella el tiempo en realidad parece no hacerle mella. Luego de diez años tuvo otro bebito y si alguien la encuentra en la calle, difícilmente adivinaría que también es madre de un adolescente. Ambas son una excepción a la regla.

Pero yo no. Yo soy parte de todas las demás a quienes nos toca cuidar y buscar todo lo que sea posible para lucir bien. ¿Cómo hacerlo? Con lo mismo que se hace la vida: con trucos, con trueques y con frases favoritas.

Eso es lo único que ayuda a la báscula y al espejo a no ganarnos la batalla.

TRUCOS

Hay que premiarse. Yo pongo en un sitio un dólar cada vez que no me doy un atracón y me porto bien. Otro dólar cada vez que venzo a una tentación; otro más, cada vez que hago ejercicio. No se imagina a fin de mes la cantidad de dinero que puede ganarse a usted misma para comprarse lo que quiera.

1. Hay que diseñar una dieta de acuerdo con quienes somos, con quienes queremos ser en la vida. *no invente que quiere ser igual que una modelo*, eso no funciona. Diséñese usted como "una nueva yo" que sea real, ya que de esta forma será más factible que lo logre.
2. Siéntase bonita. Eso comienza con un corte de pelo. Como dice Renán, mi estilista: "Después de ciertos años cada cual debe descubrir, que traer el pelo largo no ayuda a todas".
3. Cómprese alguna prenda nueva. No tiene que ser cara pero que sí le quede bien (o que por lo menos usted sienta que se ve estupenda). Eso levanta mucho el ánimo.
4. Huya de quien usted sabe que va a llegar a darle golpes bajos a la moral.
5. Deje pasar por lo menos cinco horas después de comer antes de ir a dormir.
6. Deje de comer carnes rojas. Eso es bueno para controlar el colesterol y se adelgaza más rápido. De paso evitará la matanza cruel de los animales. No sea cómplice.

TRUEQUES

El mejor intercambio que he podido hacer para adelgazar es cambiar la hora de las comidas.

1. Nunca cene fuerte. Eso queda para la hora del almuerzo. En la noche tome únicamente algo ligero.
2. Lo primero que hay que preguntar en un restaurante es el tamaño del platillo que se está ordenando, si es grande ¡com-pár-ta-lo! ¿No tiene con quien? Llévelo a casa y congélelo, así tendrá una comida lista para la semana.
3. Siempre tome el aderezo o aliño para la ensalada con el tenedor, con lo que pueda levantar pique la lechuga y llévela a la boca. El sabor será más suave y con casi nada de calorías.
4. Yo prefiero los ingredientes reales. Prefiero utilizar mayonesa de verdad en cantidades milimétricas, que una cucharada de la que es *light*.
5. Piense que todo tiene azúcar. Así que lea las etiquetas, que también ahorran calorías.
6. *Nunca* almuerce los sobrantes de la cena anterior. No es almuerzo. Es otra comida rica en calorías.

FRASES CÉLEBRES PARA REPETIR A TODA HORA

Éstas son de muchos autores, pero ahora también son suyas. No deje de repetirlas. Verá qué bien se siente al decirlas en el momento adecuado. Me han dicho horrores.

Una mujer, al verme en público:
"Estás tan deforme que pareces ¡un dinosaurio!"

Otra vez, dentro de una heladería:
"Con lo gordo que estás y ¿todavía te vas a comer eso?"

Sammy

"¿Gorda? Sí, pero no mala persona, como tú."

"¿Por qué en lugar de insultar a los gordos no demandas a tu cerebro que te hizo tan anormal?"

Adrianna Collins, en caso de insulto.

"Mi hijo no es animal de circo. Para ver a ésos ¡sólo mírese en un espejo!"

Para responder a un ataque verbal.

"La mente es el sitio donde el diablo juega."

Anónimo

"Aunque siento mucha rabia, me quiero y me acepto como soy."

Para una minisesión de yoga con respiración.

"Hacer ejercicio debe ser como lavarse los dientes o comer. Algo obligatoriamente diario."

Carolina Mastrángelo

"Si vale la pena cómalo. Si no, ni se meta."

Anónimo

"Si están embarazadas, no engorden al son de que hay que comer por dos. ¡Eso es una locura! Y es mentira."

Lily Estefan

"No es lo mismo bajar de peso que adelgazar. ¡Adelgazar es para siempre!"

"Comprarse ropa de una talla más chica que quede bien, es una experiencia… orgásmica."

Ana María Canseco

"¿Comida? Sí. Muchas veces al día, pero poca."

Marta Susana

"Nunca hay que trabajar antes de desayunar. Si hay que hacerlo, primero la alimentación y luego la obligación."

Jerry Jonson, camarógrafo y filósofo.

"Si las Collins pudieron, ¿por qué yo no?"

"Recuerda que Dios te dará lo que necesites, no lo que quieres."

Lazz Rodríguez Masson

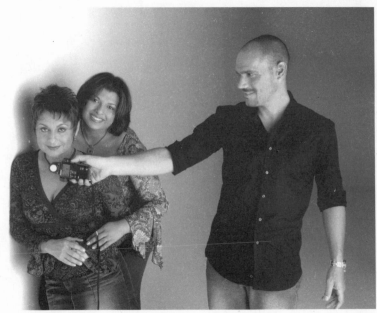

28. El diario de la conciencia

Luz María Doria, hoy productora ejecutiva del programa de la cadena Telefutura *El escándalo del mediodía*, estaba de acuerdo con lo que yo le decía: "Charityn Goyco, la extraordinaria vedette y una de las presentadoras del programa, a pesar de tener más de cincuenta años, luce extraordinaria". No sólo eso, asegura Luz María: "Hay muchachas que me han dicho que quisieran ser como Charityn cuando tengan su edad. Generalmente yo les respondo: ¡Yo quisiera estar como ella a mis treinta y pico de años!". Tiene toda la razón. Charityn no sólo es la madre orgullosísima del cantante Shalim, y también de unos gemelos, y la rubia de pelo corto que anuncia un jabón para lavar platos, sino que es, por encima de todo, un monumento a la disciplina para lograr las cosas.

Luego del embarazo de los mellizos, que tienen poco más de diez años, Charityn engordó como cien libras (45 kilos). CIEN LIBRAS. Hay que quitarse el sombrero ante ella, que luce estupenda, no porque haya nacido así, sino porque tiene un espíritu muy grande que la ha llevado a tomar determinaciones para el cambio total en su vida. Al bajar de peso, se convirtió en una inspiración.

Yo la admiro. Conocer su lucha contra el sobrepeso es saber cómo pelea diariamente con ella misma para tener ese cuerpo. Sammy, su amigo y confidente, cuenta del enemigo más grande de Charityn: "Es la sal la que le hace retener más líquidos que a nadie. Entonces ella se cuida, en cualquier parte que come pide sus alimentos sin sal. Hace pesas, hace ejercicio ella sola. Si a alguien le ha costado sacrificio ese cuerpo es a ella. Al verla, inspira decirse: voy a hacer esto, voy a hacer lo otro, como lo hace Charityn".

235

Parece que ya lo veo a usted diciéndose: "Ahhh… Pero esa señora es artista y yo no. Yo no tengo cómo hacerle para adelgazar". Por algo se comienza, pues yo pensaba lo mismo con 46 libras (casi 21 kilos) de más a bordo de mi estatura de cinco pies y dos pulgadas (1.58 m).

Una noche hallé la solución: escribir en una hoja de papel todo lo que comí y bebí, cuánto ejercicio hice y, de esta forma, ver dónde estuvo el fallo y dónde el triunfo. ¿Sí? Muy bonito, ya lo he visto, y las hojas que hay en inglés son complicadas. Para adelgazar hay que comer, beber y ejercitarse realmente con la cabeza, para darnos cuenta dónde, cuándo y por qué se está comiendo de forma dañina.

¿Cómo saberlo y tomar conciencia? ÚNICAMENTE ESCRIBIÉNDO-LO. Así de grande, como lo lee.

No basta con escoger una dieta que vaya de acuerdo con su actividad diaria, ni que tenga en cuenta la cantidad real de calorías que usted necesite para funcionar, no. Hay que ponerlo todo en papel. Y Fabio, mi marido, pronto encontró la solución: el formato que aquí le incluyo, y que puede usted fotocopiar en el tamaño que le dé la gana, es para traerlo a toda hora dentro del bolso. Es realmente un inventario de la conciencia. Un diario de la verdad, donde, en forma evidente, verá qué ha hecho bien o mal. Aquí están los pasos a seguir:

Deberá pesarse casi a diario, al levantarse y después de ir al baño. Siempre en la misma báscula. Nunca lo haga por la tarde, cuando el cuerpo gana en líquidos de dos a tres libras (1 a 1.4 kilos). Que su báscula esté colocada en un piso firme para que sea exacta.

Si algunos días las cosas van mal, al leer las líneas sabrá de inmediato por qué ha sucedido. Registre sus movimientos en contra de la obesidad; con el tiempo estas hojas serán un recuerdo de lo que es capaz de lograr el ser humano. Me decía el entrenador de fútbol soccer profesional Bora Milutinovic: "El ser humano es el único capaz de lograr todo lo que se propone".

Eso es lo que les deseo, y para eso, éste es el primer paso. Ya lo dieron.

Así que a escribir se ha dicho.

Pero nada de trampas, ¿eh?

El diario de la conciencia de Mac

Mes_____ A o_____
Mi meta son _____lbs o _____kg

d a	peso	variaci n	notas
1			
2			
3			
4			
5			
6			
7			
8			
9			
10			
11			
12			
13			
14			
15			
16			
17			
18			
19			
20			
21			
22			
23			
24			
25			
26			
27			
28			
29			
30			

29. Las trampas de la mente

Hace un año, mi compromiso fue con Cristina Saralegui, ante un público que probablemente pensaba: "¿En verdad irá a hacerlo?".

Después de todo lo que mi mamá y yo les hemos contado, puedo decir que la primera etapa de esa promesa está cumplida. ¡Y con creces! No digo que acabé de bajar porque sé que existen los espejos, tengo uno en casa y ése me muestra que todavía estoy bien lejos de ser flaca.

Pero pensándolo bien, tampoco quiero ser flaca, así porque sí.

Yo quiero estar delgada y ésa es mi próxima meta.

Ahora veo al pasado y comparo.

Antes, lo único que quería era dejar de ser obesa y poder entrar en una talla de ropa para gente normal, no importa que fuera 16 o 18, pero para gente normal. Hoy, cuando ya puedo vestirme con tallas menores a la 14 y mis queridos "trapitos" lucen más bien como carpas para fumigar casas que como vestido, mi aspiración es otra y voy a seguir adelante.

Al principio de toda esta odisea yo tenía mis miedos. Una de mis pesadillas era verme como en esos *talk shows* americanos que muestran a la gordita que va a jurar bajar de peso. Una que más que prometer adelgazar, va ahí porque le pagan el viaje al estudio en Nueva York, porque le compran ropa nueva y porque la hacen reina por un día.

¿Y qué pasa después? Nada, que la vuelven a mostrar ya no tan gordita y la gente piensa: "Seguro que al próximo show llega flaca". Y... ¡Oh! Mundo cruel. La gorda llega más gorda, o el presentador anuncia: "Desgraciadamente iba muy bien pero en su vida pasó algo grave y volvió a subir".

Dicen que no hay que cantar victoria porque al fin y al cabo todos somos humanos y la vida siempre tiene alguna sorpresa en puerta para todos, y yo no fui la excepción.

El 28 de agosto de 2002 sufrí la pérdida más grande, y lo digo así porque desafortunadamente me di cuenta, con ello, de lo afortunada y dichosa que había sido toda mi vida, que en verdad, nunca había sufrido como hasta ese día, cuando mi compañera de 18 años perdió la batalla contra la muerte y dejó de estar conmigo.

Se llamaba Riscka y era el pointer alemán más bonito que existía. Tal vez eso era sólo para mis ojos y para los que la conocieron tanto como yo, que prácticamente la crié desde que nació.

Mi mamá en muchas ocasiones decía que Riscka y yo éramos igualitas y que en realidad ella era una persona cubierta con el abrigo de piel café y blanco más bonito que alguien pudo tener, y que mi perra era en realidad un ser vivo que a veces parecía robarme la personalidad, comportándose como si fuera yo misma. Esos ojos verdes tan expresivos decían lo que estaba pensando. Era un mimetismo total. Fue muy duro no tenerla junto a mí de un día para otro.

Mientras estaba en casa, ni un segundo se me separaba. Me seguía hasta para hacer ejercicio. Cada vez que me subía a la caminadora eléctrica le encantaba aventarme sus juguetes para verlos correr por la banda e irlos a recoger al final; aunque esto, cuando estaba en la bicicleta estacionaria, le costó unos cuantos pedalazos involuntarios al meterse en medio para que dejara de hacer otra cosa que no fuera ponerle atención…

Riscka murió de vieja en forma inesperada. Lo que era un catarro en sólo unas horas se convirtió en una neumonía de la que no salió con vida. Tanto el veterinario como nosotros hicimos todo por salvarla, pero fue inútil y se murió en mis brazos.

Para mí, Riscka no fue sólo un animal en mi vida: para mí, era mi hija y el vacío que dejó en nuestra vida de pronto se convirtió en el abismo al que me acerqué peligrosamente.

No lo voy a negar. Durante varios días no pude hacer ejercicio en mis máquinas porque me dolía recordar los momentos en que mi compañera de cuatro patas me vigilaba para cumplir con la rutina.

Tampoco pude evitar tener una recaída. Creí que la desesperación por Riscka se calmaría con el cono de helado más grande que había en una heladería. Lo compré y me lo comí todo. Al darme cuenta de lo que hice, no tuve más remedio que decidir si quería seguir comiendo otro y otro helado más o salir corriendo de ahí a correr y quemar las calorías. Hice esto último.

Corrí y corrí hasta que mis piernas no pudieron más, el dolor en los músculos me duró tres días y supe que no valió la pena el gran riesgo que significaría caer para siempre. Pero de todo lo malo, siempre hay que sacar lo bueno. Aquel helado me hizo darme cuenta de que no obtuve el resultado de consuelo que anteriormente buscaba en mi vieja amiga la comida. La prueba había sido violenta. Si no estuviera al control de mi obesidad, normalmente no hubiera sido capaz de parar de comer ni muchos menos ponerme a pensar en las consecuencias de aquel helado, o hacer de inmediato ejercicio que quemara aquellas calorías.

Yo sé que la batalla es difícil y que no importa qué tan grandes o pequeños sean los obstáculos, uno tiene que estar preparado mentalmente para superar lo que venga.

Saboteadoras no sólo son las personas sino también las emociones, los acontecimientos que suceden de sorpresa… y no sólo los tristes, también los felices.

No tendría caso contar esta historia sólo por contarla. Quise hacerlo no como la parte final de un capítulo en un libro, sino para que en un momento dado pueda servir a otros en mi caso. Para caer basta un divorcio, una separación, una bancarrota, la muerte de un ser querido. ¿Qué hacer para salir del túnel? Uno a uno, seguí estos pasos:

1. Recordar la promesa de querer llegar a la meta, a pesar de todo.
2. Repetirse continuamente que la fuerza sólo está en uno, que cualquier emoción se puede ocultar, pero ahí está.
3. Buscar la motivación y el apoyo para cuando ya no se puede continuar.
4. No subestimar nunca el poder de la mente. Eso es lo más fuerte.
5. Hay que tener fe y paciencia para ver la luz al final del túnel. Siempre llega.

Sé que mi madre no va a enojarse por la comparación que voy a hacer: ella y Riscka me han dado las grandes lecciones de mi vida. Mi mamá porque siempre nos ha repetido hasta el cansancio que hay que luchar por lo que se quiere y que, si hay tropiezos, pues a sacudirse el polvo, levantarse y volver a intentarlo.

Nunca voy a olvidar la anécdota que me contó cuando yo tenía 10 años de edad. En las olimpiadas de Los Ángeles, en 1984, un corredor de la maratón siguió hasta la meta, a pesar de que ya los demás habían llegado. Cuando le preguntaron por qué no se detuvo, si era el último, aquel hombre les respondió: "Porque es más fácil, aunque parezca lo contrario, decir: llegué al final, pero llegué. Penoso y difícil es, en cambio, dar explicaciones y excusas de por qué nunca se logró la meta".

Gracias a Dios que mi vida está llena de inspiraciones. Ahora sé que en la siguiente etapa de mi vida, la promesa ante millones de televidentes que hice a Cristina Saralegui de adelgazar hasta ser otra persona tiene un aliado celestial: Riscka, mi perra, la más grande lección de cómo luchar por la vida hasta el último instante.

Y voy a seguir haciéndolo.

¡Ya lo verán!

30. Sin cuenta

He llegado al último capítulo de este libro y me ha pasado igual que cuando escribo un reportaje del que sé que por lo menos mis "cuates" y la familia esperan mucho. Escribo y borro, borro y escribo, nada me gusta. Pero la vida siempre se ha encargado de darme ese toque de sorpresa que me hace ir adonde menos me imagino para simplemente encontrar lo que me faltaba.

Por cosas extrañas de la vida, es la segunda vez que escribo el final de un libro en México, el país donde nací y al que la lejanía hace crecer aún más en mis recuerdos. Llegué a la Ciudad de México para hacer un reportaje especial sobre los 17 años del terremoto de 1985 y mi hermano Raymundo, el James Bond de la familia —y a Dios gracias, quien ha tomado las riendas de ésta—, me llevó a ver la obra *Aventurera*, producida y actuada por la actriz mexicana Carmen Salinas.

De pronto, entre los diálogos de tono castizo, es decir, de mentada de madre para arriba, y con las ocurrencias de Carmen, a quien en familia llamamos la madre postiza de mi hermano, las risas de cuatro amigas que compartimos el sitio —las periodistas Maxine Woodside, Matilde Obregón e Isabel Arvide, y mi prima, la publicista Maru Canabal— me llevaron exactamente a recapacitar sobre los gloriosos 50 años que, a excepción de Matilde (mucho menor que nosotras), Maxine, Isabel, Maru y yo vivimos.

Cada vez que escucho: "¡Ay, no digas cuántos tienes que luces superbien!", me animan más a gritar: "¡Tengo 50, y a mucha honra!".

Al igual que ellas y que mi comadre Talina Fernández o la Chata Tubilla, pertenezco a una nueva generación de mujeres que podemos decir nuestra edad a los cuatro vientos porque no parecemos "jamón *delicatessen*", es decir, no estamos gordas, panzonas y sin forma. Somos un número creciente de las llamadas "*baby boomers*" que trabajamos, sostenemos a la familia y, en muchísimos casos, sabemos que vamos a seguir luchando con todo lo que se pueda por vernos bien y sobre todo... *por sentirnos bien sin importar horario, ni fecha en el calendario*, es decir, "sin cuenta".

Cuando se acercaba el cumpleaños que me marcaría el medio siglo, al principio, decidí hacerme una "fiestonona" que me celebrara y amigos como el director de cine Daniel Godoy pensaron magistralmente en el título: "Una fiesta *sin cuenta*". Pero después, como entre mis amistades los pleitos estaban a la orden del día y presentí que la cosa iba a terminar peor que el rosario de Amozoc o la fiesta del Guatao, es decir, mordiéndose unos con otros y además, criticándome, me dije: "¡Qué va!". Mandé las ansias locas de la fiesta a dormir el sueño de los justos y, en su lugar, le pedí a Fabio me regalara un reloj especial.

—¿Uuuuun reloj? ¿Por qué? —me preguntó mi marido, sorprendido.

—Porque estoy decidida a que ese reloj sea el que marque las mejores horas de mi vida.

¿Ah, verdad? Así de sencillo.

¿Y qué hacer con el título maravilloso que Daniel Godoy me regaló?

¡Qué mejor forma de preservarlo que nombrando estas páginas en su honor!

Por eso quiero que el resto de mi vida sea así: *sin cuenta*. No que los años no pasen. ¡No! Quiero que sean años *sin cuenta* para que el tiempo me rinda, para que los proyectos no queden sólo en eso, en proyectos. Aunque para decir la verdad, hasta hoy, a pesar de lo que he vivido, el recuento de este tiempo me ha llevado en un viaje con saldo gratificante. ¿Qué más puedo pedir, si al escribir este libro me he reconciliado con muchas cosas? ¡Cómo no sentirme bien, si la vida me devolvió a Adrianna, mi niña de los ojos grandes! El mejor regalo que me ha dado en este cumpleaños es permitirme redescubrirla con ese ingenio y esa chispa que tantas otras cosas ocultaban.

Por esto pienso que si Aladino se me apareciera ofreciéndome que el genio de su lámpara maravillosa me concediera un deseo, seguramente, le diría: "¿Uno? ¡Ah, no! Ya que te apareciste, cuando menos, concédeme unos cuantos... ¡Ay, Aladino! Dile al genio de tu lámpara que quiero tener los años que tengo pero con más sabiduría. Que me ponga junto a quien yo pueda aprender cada día cosas nuevas. ¡Ay, Aladino!, perdona el abuso,

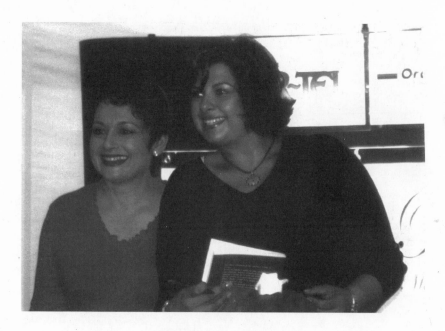

He tenido la fortuna de recuperar a mi niña de ojos grandes.
¡Deseo que sea para siempre! Que así sea.

Esta obra se terminó de imprimir
en noviembre de 2002, en
Litográfica Ingramex S.A. de C.V.
Centeno 162-1
Col. Granjas Esmeralda
México, D.F.